Jeanne E. Blum

CHINESISCHE MEDIZIN FÜR FRAUEN

Akupressur mit den 24 verbotenen Energiepunkten

Aus dem Amerikanischen übersetzt
von Gunther Seipel

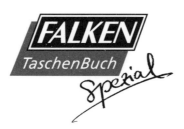

Im FALKEN Verlag sind weitere Titel zu den Themen „Chinesische Medizin" und
„Akupressur" erschienen.
Sie sind überall erhältlich, wo es Bücher gibt.

Der Text dieses Buches entspricht den Regeln der neuen deutschen Rechtschreibung.

Dieses Buch wurde auf chlorfrei gebleichtem und säurefreiem Papier gedruckt.

Originalausgabe
ISBN 3 635 68008 7

© 1998 by FALKEN Verlag, 65527 Niedernhausen/Ts.
Die Verwertung der Texte und Bilder, auch auszugsweise, ist ohne Zustimmung des Verlags urheberrechtswidrig und strafbar. Dies gilt auch für Vervielfältigungen, Übersetzungen, Mikroverfilmung und für die Verarbeitung mit elektronischen Systemen.

UMSCHLAGGESTALTUNG: Zembsch' Werkstatt, München
GESTALTUNG: Beate Müller-Behrens
REDAKTION: Anja Schmidt, München/Sabine Weeke
HERSTELLUNG: Beate Müller-Behrens
TITELBILD: Comstock, Berlin
ZEICHNUNGEN: Daniela Schneider, Frankfurt (Seite 32 unten rechts, 77 rechts, 78 links, 79 oben rechts, 80 beide); Jancis Salerno
SATZ: Studio Bandur, Bad Camberg
DRUCK: Media-Print Informationstechnologie GmbH, Paderborn

Das in diesem Buch enthaltene Material soll keine ärztliche Behandlung ersetzen. Dieses Buch vermittelt auf der chinesischen Heilkunst basierende Informationen und Kenntnisse, die seit langer Zeit angewendet werden. Da jeder Mensch in seinem Leben jedoch ganz unterschiedlichen Bedingungen ausgesetzt ist und sich an ganz verschiedenen Punkten seines Wachstumsprozesses befindet, kann die Übernahme und Anwendung des in diesem Buch gebotenen Materials nur in eigener Verantwortung geschehen.

Die Ratschläge in diesem Buch sind von der Autorin und dem Verlag sorgfältig erwogen und geprüft, dennoch kann eine Garantie nicht übernommen werden. Eine Haftung der Autorin bzw. des Verlags und seiner Beauftragten für Personen-, Sach- und Vermögensschäden ist ausgeschlossen.

817 2635 4453 6271

Inhalt

Danksagung 8
Vorwort 10

Teil I
Grundlagen der chinesischen Medizin 16
Die alten Lehrerinnen 16
Das Yin und Yang in allen Dingen 21
Der Fluss der Energie 25
Die Fünf-Elemente-Lehre und Zyklen des Energieflusses 35
Der Vierundzwanzig-Stunden-Rhythmus der Energie 41
Gefühle und Körper 47
Die Fünf-Elemente-Lehre zur Diagnose von Krankheiten 54
Das Wesen des Schmerzes – Warum nur tut es weh? 62
Lernen Sie sich selbst kennen! 65

Teil II
Die 24 verbotenen Schwangerschaftpunkte 68
Eine neue Perspektive für die Frau 68
Die Arbeit mit den Energiepunkten 72
Die Regulierung des Menstruationszyklus 82
Wie Sie das Einsetzen Ihrer Periode herbeiführen können 86
Prä-Klimakterium und Wechseljahre 91
Der Ho-Ku-Punkt zur Steigerung der Energie 95

Teil III
Weitere Anwendungsbereiche der heilenden Energiepunkte 96
Das Wesen der Disharmonie – Warum gerade ich? 96
Depressionen und Panikanfälle 98
Die Ursachen für Sucht und Zwangsverhalten 103
Gebärmutterhalskrebs und Geschlechtskrankheiten 121
Potenzpunkte für Männer 125

Inhalt

Teil IV
Beschwerden von A bis Z und ihre Behandlung 128
Einige Regeln zur Anwendung der Punkte 128
Akupressurpunkte zur Selbstbehandlung verschiedener Beschwerden 133
Die Gesetzmäßigkeiten in der Abfolge von Krankheiten 153

Teil V
Weitere Heilmethoden 159
Die Intuition, unsere mächtigste Verbündete 159
Ohr-Akupressur (Aurikulotherapie) 163
Farbtherapie 167
Wut heilen 171
Visualisierung und Meditation 174
Ernährung und Fasten 176

Fussnoten 186

Register 189

Dieses Buch ist zunächst den Frauen in aller Welt gewidmet sowie jedem Menschen, der Schmerzen ertragen und Krankheiten erdulden musste und sich dabei nach Erleichterung und Heilung sehnte.

Ich widme es denjenigen, die niemals aufhören, nach dem „Warum – Wie – Wann?" zu fragen und meinem Mann Ralph H. Blum, dem diese Fragen – meistens – willkommen waren und der mich ermutigt hat, dieses Buch zu schreiben. Ohne seine Liebe und seine fortwährende Unterstützung wäre dieses Buch vielleicht nie entstanden.

Außerdem ist es allen Paaren gewidmet, die danach streben, als Erwachsene die Wunden ihrer Kindheit zu heilen und die den Mut besitzen, sich gegenseitig dabei zu helfen, quälende, selbstzerstörerische oder den Partner zermürbende Verhaltensmuster zu überwinden.

Danksagung

Viele Gesichter tauchen aus meinem Leben auf, wenn ich mich frage, wer mir auf meinem Weg alles geholfen hat. Meinen Freundinnen gegenüber empfinde ich besondere Dankbarkeit für ihre Liebe, ihre Unterstützung, ihre Freundschaft und alles, was sie mich zu den verschiedensten Zeiten gelehrt haben. Manchmal war es nicht gerade einfach, meine Freundin zu sein und ich danke euch allen sehr für eure Ausdauer.

Meiner Patentante Maureen, die in allen Situationen — was auch geschah — immer zu mir gehalten hat, bin ich besonders zu Dank verpflichtet. Ich danke Lucille, Jetta, Betty, Lynne, Gerry, Dorothy, Moira, Seonaid, Susie, Jane P., Annie, Kathleen, Debbie, Rovi, Margie, Jaishree, Maria, Barbara, Liz, Joanna, Lydia, Sue, Mary, Beth, Kay, Edythe, Susan, Minette, Dianne, Wende, Meyla, Joan, Margaret, Judy, Connie, Gigi, Jan, Elizabeth, Adelle, Jenny, Jossie, Pat, Kathy, Michelle, Cynthia, Elissa, April, Heather, Iana, Carolyn, Nancy, Caroline, Alta, Joyce, Kirsten und Laurence, Paula und James, Jenny und Bob, Mama und Papa, Eric, Bos'n, Mangus und Curtwist — und den Katzen, die mich geliebt und beschützt haben. Euch allen verdanke ich mehr, als ich mit Worten jemals ausdrücken könnte.

Mary Ellen, die die ersten beiden Kapitel dieses Buches gelesen hat und mich in einer Phase meines Lebens, in der ich ziemlich mutlos war, ermunterte, weiterzuschreiben, hat mir damit wirklich geholfen.

Meine Freundin Bronwyn hat mich beim Anbieten meines Buches unterstützt. Ihr hübsches, aufgeräumtes, von den Klängen der Windspiele erfülltes Haus habe ich immer gern betreten, wenn ich aus einem Zimmer kam, in dem mein ganzer Schreibtisch — inklusive des Fußbodens — von den Papierstapeln mit den Kapiteln dieses Buches bedeckt war.

Das Lächeln meiner Literaturagentin Jane hat mich immer wie eine Umarmung begrüßt und willkommen geheißen. Ihr Humor und ihr Glaube an mich und meine Arbeit gaben mir die Kraft, nach einem schweren Verkehrsunfall weiterzumachen.

Vielen Dank auch an Jan und ihre Kunstwerke, an Stephan und Hayden, die beim Binden des ersten Arbeitsentwurfes behilflich waren und besonders an Liz, Bill und Harrison, die mir in Rekordzeit beigebracht haben, wie man mit Computersystemen umgeht und eine große moralische Stütze waren.

Becky hat sich um mein Haus und die Katzen in Bermuda gekümmert, während ich beim Schreiben meines Buches in der entscheidenden Phase war. Dafür bin ich ihr aus tiefstem Herzen dankbar, denn ich hatte da-

Danksagung

durch die nötige innere Ruhe für meine Arbeit. Pamela, Elsie und Shelly waren immer für mich da, wenn ich per Telefon einen Hilferuf losließ.

Meiner Verlegerin Kathryn bin ich zu besonderem Dank verpflichtet. Sie legte bei der Aufgabe, aus meinem Originalmanuskript dieses Buch entstehen zu lassen, eine bewundernswerte Geduld und Hingabe an den Tag und hat während ihrer Arbeit mit meinen Worten immer meine „Stimme" bewahrt.

Meinen Therapeuten John, Roger, Bruce, Jean und meinem Akupunkteur Jim danke ich ebenfalls.

Alan und seine Mitarbeiter haben mir einen ruhigen Zufluchtsort zum Arbeiten zur Verfügung gestellt, Lynn hat mir bei meinem Aufenthalt in New York für die letzten Arbeiten am Manuskript einen sicheren Schlafplatz besorgt.

Mab Gray hat mit ihrer Weisheit den Originaltitel dieses Buches beigesteuert: „Woman Heal Thyself" – Frau, heile dich selbst!

Mein Ehemann Ralph H. Blum ist mit seinem Rotstift erbarmungslos an dieses Manuskript herangegangen und hat mir vom ersten handgeschriebenen Wort an immer wieder Mut gemacht.

Vorwort

Heutzutage hören wir viel darüber, was es heißt, wirklich weiblich, eine Frau „in ihrer Kraft", eine Kriegerin zu sein. Aber was bedeutet das, wenn wir keine Kontrolle über die Funktionen unseres eigenen Körpers ausüben können und uns der Vorstellung irgendeines Menschen über staatsbürgerlich korrektes Verhalten unterwerfen? Eigentlich nur sehr wenig. Es sind Worte auf dem Papier, Buchstaben. Als Frauen haben wir ein langes Stück Weg zurückgelegt, aber immer noch eine weite Strecke vor uns.

Seit ich zwanzig war, hatte ich mein äußeres Leben im Griff. Mit meinem Körper jedoch war ich auf Gedeih und Verderb der Ärzteschaft ausgeliefert. Damit will ich nicht sagen, dass mir die Ärzte der traditionellen Medizin des Westens nicht geholfen hätten. Als mein Leben an einem seidenen Faden hing, haben sie das viele Male getan. Doch was ich allmählich leid war, waren die zermürbenden und mir manchmal jede Kraft raubenden Probleme und die Schmerzen, denen ich jeden Monat aufs Neue gegenüberstand und für die die Ärzte keine Lösung wussten. Natürlich hätte ich Schmerztabletten nehmen können, aber auf Dauer wäre das meinen Nieren nicht gut bekommen. Für das schmerzhafte Anschwellen meiner Beine, unter dem ich jeden Monat vor meiner Periode litt, gab es weder Erklärungen noch Einsichten, noch Hilfe oder Heilung, lediglich das Wort „Ödeme" – und das bedeutet „Schwellungen ohne erkennbare Ursache". Ich hatte das Gefühl, unbedingt begreifen zu müssen, warum es mir gerade als Frau so schlecht ging, betete um Hilfe und tatsächlich geschah etwas.

Ungefähr zu dieser Zeit, ich war Mitte dreißig, hatte ich ein Erlebnis, das mein ganzes Leben veränderte. Zu meinem großen Erstaunen und mit ehrfürchtiger Scheu wurde ich direkt Zeuge der Kraft heilender Energie: Über die natürliche Heilenergie in meinen Händen half ich einer Freundin, sich von Gebärmutterhalskrebs zu heilen und in diesem Augenblick erkannte ich, was geschehen kann, wenn wir – jede von uns – bereit und fähig zur Selbstheilung sind. Ich wusste, dass ich das Heilen erlernen wollte, allerdings nicht die konventionelle Heilkunst des Westens.

Die Frage war: Wo sollte ich damit anfangen? In Bezug auf den Körper verstand ich vieles noch nicht. Ich hatte ein Jahr auf einem Internat in Schottland, eines an der Universität San Francisco und ein weiteres Jahr an der Akademie der schönen Künste in Rom verbracht, war fünfzehn Jahre lang erfolgreich als Geschäftsfrau in Bermuda tätig gewesen, wo ich auch geboren und aufgewachsen bin, war verheiratet gewesen und dann geschieden und stand gerade vor einem Neuanfang. Was mich auf die Arbeit vorbereitete, die ich heute tue, waren meine eigene Krankengeschichte, die Gabe des Heilens, die ich von Kind auf besaß und ein starker Wunsch, etwas Lohnendes aus meinem Leben zu machen.

Zwei Tage nach meiner Entscheidung, die Geschäftswelt hinter mir zu lassen und meine Suche nach der richtigen Ausbildung anzutreten, lag eine Broschüre aus einer über sechstausend Kilometer entfernten Schule in meinem Briefkasten. Ich hatte sie gar nicht bestellt, hatte mit keinem über meinen starken Wunsch gesprochen, mich der Heilkunst zu widmen. Die Broschüre erreichte mich an einem Dienstag und am Donnerstag war ich mit dem Flugzeug auf dem Weg in die USA.

Um mich mit den Strukturen und Eigenschaften des Körpers vertraut zu machen, lernte ich zunächst Massage. Dann zog es mich hin zur traditionellen chinesischen Medizin, die sich speziell mit den Energiebahnen im Körper, den Meridianen, befasst, mit denen die Chinesen seit mindestens fünftausend Jahren arbeiten. Wenn die chinesische Medizin neu und Ihnen nicht vertraut ist, können Sie sich die Meridiane ganz ähnlich wie unser Blutgefäßsystem vorstellen, nur dass in diesen Kanälen Energie fließt, jene unsichtbare Essenz und Lebenskraft in unseren Körpern, die ich seit meiner Kindheit mit meinen Händen gespürt hatte und unter ihnen entstehen ließ.

Das Studium der chinesischen Medizin führte mich zur Aurikulotherapie, der Ohr-Akupressur, einem jahrtausendealten Akupressursystem, durch das der gesamte Körper sowie Gefühle über mehr als zweihundert Druckpunkte auf der Ohrmuschel behandelt werden können.

In dieser Zeit wurde ich auch auf vierundzwanzig Akupressurpunkte aufmerksam, deren Eigenschaften meines Wissens sowohl in der medizinischen Literatur als auch in klassischen chinesischen Texten nie vollständig erörtert wurden. Diese Punkte, die üblicherweise als die verbotenen Schwangerschaftspunkte bezeichnet werden, sind so wirkungsvoll, dass ihr Nadeln oder Massieren bei einer Schwangeren den Verlauf einer sonst ganz normalen Schwangerschaft ernsthaft stören oder sogar beenden kann.

In meinen Lehrbüchern wurde manchmal deutlich davor gewarnt, diese Punkte zu reizen. Als ich jedoch meine Lehrer fragte, wie die verbotenen Schwangerschaftspunkte zur Heilung angewendet werden könnten, war keiner in der Lage, mir eine zufrieden stellende Antwort zu geben.

Die verbotenen Punkte faszinierten mich und ich machte mich daran, herauszufinden, was es wirklich mit ihnen auf sich hatte und was man mit ihnen anfangen konnte. Mein leidenschaftliches Interesse an den Punkten sollte irgendwann zur Heilung der zahlreichen gynäkologischen Probleme führen, die mein Leben über fünfundzwanzig Jahre hinweg immer wieder durcheinander gebracht hatten – und zur Entwicklung des in diesem Buch vorgestellten Heilsystems der verbotenen Schwangerschaftspunkte.

Mit diesen Punkten heilte ich mein prämenstruelles Syndrom (PMS), meine Krämpfe, meine übermäßig starke Monatsblutung und, was am bedeutendsten war, meine Endometriose (das Vorkommen funktionsfähigen Gebärmutterschleimhautgewebes außerhalb der Gebärmutter), eine entkräftende Krankheit, die mich plagte, seit ich Anfang zwanzig war. Von diesen Ergebnissen ermutigt und mithilfe meiner Klientinnen begann ich, weiteren Möglichkeiten nachzuspüren, wie die Punkte zur Heilung verwendet werden konnten. Mit der Zeit lernte ich, das Einsetzen der Regelblutung und des Eisprungs zu regulieren und entdeckte, dass sich bei einer Arbeit mit diesen Punkten der Übergang in die Wechseljahre sanfter vollziehen konnte.

Nachdem ich dieses System viele Jahre lang bei meinen Klientinnen angewendet hatte und von einer ganzen Reihe von Frauen – Krankenschwestern, Hebammen, Therapeutinnen und Akupunkturärztinnen – um Informationen über diese Punkte gebeten worden war, wurde mir klar, dass ein Buch wie dieses angebracht und notwendig war.

Wo es angemessen erscheint, werde ich verschiedene Aspekte meines persönlichen Lebens mit Ihnen teilen. So viele von uns sind auf die eine oder andere Weise verletzt worden und haben diese Verletzungen überlebt. Wir haben alle unsere Geschichte. Wenn wir uns anderen gegenüber öffnen, werden Brücken gebaut, wir bauen Freundschaften auf, erkunden unterschiedliche Verhaltensweisen, begeben uns in unvertraute Regionen und bauen dadurch Barrieren ab – Barrieren der Angst, der Isolation und der Unwissenheit.

Da ich selbst in der Kindheit Inzest überlebt habe, weiß ich nur zu gut, welche verheerenden Auswirkungen Missbrauch auf das Leben an sich und die Alltagssituation eines Menschen haben kann und wie sehr sich mit der Zeit Erlebnisse, die uns emotional und spirituell traumatisieren, schließlich auch im Körper als Krankheit manifestieren.

Mit vierzig hatte ich bereits mehr schwere Krankheiten und Unfälle überlebt, als mir lieb war. Irgendwann wurde mir bewusst, dass ich in dreizehn Jahren zwölfmal operiert und dreimal von den Ärzten für tot erklärt worden war.

Doch genau diese Erfahrungen bereiteten mich darauf vor, eine erfolgreiche Therapeutin zu werden. Wenn ich mich in eine Klientin einfühle und sie mit Tränen in den Augen ansehe und ihr sage: „Ich weiß genau, wie Sie sich fühlen!", dann höre und spreche ich mit meinem Herzen. Da ich selbst in einer Beziehung mit einem Menschen gelebt habe, der süchtig und depressiv war und Missbrauch betrieb, weiß ich, wie schwierig das ist und dass es einen wirklich zum Wahnsinn treiben kann. Ich war ja selbst von rezeptpflichtigen Medikamenten und von Nikotin abhängig, habe selbst jahrelangen sexuellen Missbrauch erlitten und überlebt.

Sie werden mich daher nie in einem gestärkten, weißen Laborkittel sehen und mich auch nie sagen hören: „Ja, das muss schlimm gewesen sein", während ich gleichzeitig geistesabwesend eine Notiz in die Akte der vorigen Patientin kritzele.

Immer wieder stand ich in meinem Leben vor der Wahl, gesund zu werden oder zu sterben und diese Forderung – mich selbst zu heilen – gab mir die Werkzeuge an die Hand, mit denen ich anderen helfen konnte.

In dem Buch „*Die Kunst des Heilens*" schrieb Bill Moyers: „Wenn wir unseren Kummer miteinander teilen, werden wir zu ‚verwundeten Heilern'. C. G. Jung beschrieb mit diesem Begriff Menschen, deren Wissen über die innere Heilung aus den Erfahrungen mit ihren eigenen Wunden stammt. Fachleute erteilen Ratschläge, Pilger teilen Weisheit miteinander."[1]

Ich habe wohl von beidem etwas. Mit den Worten eines klassischen chinesischen Textes ausgedrückt, sollte „der Geist des Arztes mit dem Geist des Patienten eins sein. Der Arzt muss auch der Patient sein". Mit großer Regelmäßigkeit stellte ich fest, dass die geistige Ebene von entscheidender Bedeutung ist, denn unser Geist verleiht uns die Fähigkeit, die Energie, die sich durch unseren Körper oder von einer Person zur anderen bewegt, so zu lenken, dass sich Heilung vollzieht.

Das in diesem Buch vorgestellte System der verbotenen Schwangerschaftspunkte ist einfach, sicher, praktisch und überall von Frauen anwendbar. Die grundsätzlichen Informationen über die chinesische Medizin werden Ihnen helfen, sich mit Konzepten ganzheitlicher Heilung vertraut zu machen, bei denen der gesamte Mensch – Körper, Geist und Seele – angesprochen wird und die sich nicht nur mit den paar Pfund an Körpermasse beschäftigen, die Ihre Fortpflanzungsorgane ausmachen. Gesundheit und innerer Friede entstehen in Ihnen und dort müssen Sie beides suchen, finden und kultivieren.

Ob dieses System Erfolg hat, hängt von Ihrem Interesse, Ihren Bedürfnissen und Ihrer Hingabe an sich selbst ab. Lernen Sie, Ihren eigenen Körper, Ihre Stimmungen, Ihre physischen Krankheitssymptome und auch die Zeichen Ihrer Gesundheit richtig zu deuten und zu verstehen. Sollten Sie dieses Buch an einem Montag kaufen und sich Dienstag denken, durch die Massage von ein oder zwei Punkten würde Ihr prämenstruelles Syndrom verschwinden, muss ich Ihnen offen gestanden sagen, dass Sie eine Enttäuschung erleben werden. Heilung und sich seiner selbst gewahr zu sein, bedeutet mehr. Der Lernprozess, dem Sie sich unterziehen, um sich zu heilen, findet selten über Nacht statt, Sie können sich aber dennoch darauf freuen. Und noch wichtiger ist, dass Sie die Zeit, die er in Anspruch nehmen wird, verdient haben. Führen Sie ein persönliches Tagebuch über Ihre heilende Reise, schaffen Sie sich einen Platz, an dem Sie Ihre eigenen körperlichen, geistigen und gefühlsmäßigen Regungen im Laufe der Zeit festhalten und aufzeichnen können, wenn Sie Ihre gegenwärtigen Probleme und die Ihrer Vergangenheit einer genaueren Betrachtung unterziehen.

Wenn Sie einen Zugang zu den Grundlagen der chinesischen Medizin gefunden haben und diese verstehen, werden Sie auch auf völlig neue Weise begreifen, wie Ihr Körper funktioniert und auf Ihrem Weg zur Freiheit von Krankheiten ein gutes Stück vorankommen.

Erst in den letzten Jahren haben sich verschiedene Aspekte der chinesischen Medizin mit Recht allmählich ihren Platz neben den traditionell im Westen angewandten allopathischen Heilmethoden und Therapien erobert. Rechtfertigt es die Situation, ersetzen Chirurgen in New York, Boston, Dallas und San Francisco eine herkömmliche Narkose durch Akupunktur und eine Behandlung von Asthma mit Akupunktur ist heute in den USA eine staatlich anerkannte Heilmethode.

Frauen wurde der Zugang zu diesen verbotenen Punkten seit über fünftausend Jahren verwehrt und dennoch gehören die Schwangerschaftspunkte zu einer wunderschönen Tradition der Selbstheilung und Selbstregulierung, auf die wir Frauen ein Anrecht haben.

Das Heilsystem der verbotenen Schwangerschaftspunkte gibt Frauen in einem bisher nie da gewesenen Ausmaß die Kontrolle über ihren Körper. Um mit diesen Punkten arbeiten zu können, braucht man kein Diplom und keinen Studienkurs, sondern lediglich seinen gesunden Menschenverstand, denn sie gehören zu einem leicht zugänglichen Heilsystem, das jede Frau zu Hause für sich lernen und ausüben kann, um davon zu profitieren.

Ich bin dankbar dafür, Ihnen dieses System der verbotenen Schwangerschaftspunkte näher bringen zu können. Und es wird Sie bestimmt überraschen und erfreuen, zu entdecken, dass Sie sich tatsächlich selbst heilen können.

Jeanne Elizabeth Blum,
im Frühjahr 1995

Der Gelbe Kaiser sagte: „Der Mensch hat
vier Hauptarterien und
zwölf Nebengefäße."

Ch'i Po antwortete: „Die vier Hauptarterien entsprechen
den vier Jahreszeiten,
die zwölf Gefäße entsprechen
den zwölf Monaten und
die zwölf Monate entsprechen
den zwölf Pulsen."

Aus dem Nei Ching, dem klassischen Werk
des Gelben Kaisers zur
Inneren Heilkunde

Teil I
Grundlagen der chinesischen Medizin

Die alten Lehrerinnen

Die Geschichte des traditionellen chinesischen Heilwissens ist von volkstümlichen Vorstellungen durchsetzt, die über fünftausend Jahre zurückreichen. Angeblich stammt das Wissen von Frauen, zu denen drei unsterbliche Schwestern gehören: die Dunkle, die Unscheinbare und die Erwählte.

Die Tatsache, dass Frauen auf diesem Gebiet die großen Lehrmeisterinnen waren, wird in Büchern über chinesische Medizin selten erwähnt, obwohl Frauen in der taoistischen Tradition eine ganz wesentliche Rolle spielen. Der Taoismus ist eine Philosophie des alten China, die unter anderem Einfachheit und Selbstlosigkeit vermittelt und die körperliche Liebe auf eine Weise lehrt, die vollständige Harmonie zwischen Mann und Frau entstehen lässt. „Tao" (sprich: Dao) bedeutet ungefähr „Wie das Universum funktioniert"[2].

Im alten China hatten die Frauen und Männer begriffen, dass bei der körperlichen Liebe beide Partner befriedigt werden müssen, um Harmonie zwischen den Geschlechtern zu erreichen. Das hatte zur Folge, dass wunderschöne Rituale die Kunst des Liebens bereicherten. Ein alter Text führt dreißig unterschiedliche Liebesstellungen auf, die alle Namen tragen wie „Liebende Schwalben", „Fliegender weißer Tiger", „Springende Pferde", „Drehender Drache" oder das wundersame „Katze und Maus teilen sich ein Loch"[3].

Ein Mann verstand, dass er seiner Frau und sich selbst vollständige Befriedigung verschaffen musste, damit eine solche Harmonie entstand. Die körperliche Liebe zog sich bei den alten Chinesen über Stunden hin und wurde nie in Eile vollzogen, weil jede Phase der sexuellen Erregung Körpersekrete bei der Frau erzeugt, die beiden Partnern sehr zugute kommen.

Die alten Chinesen gaben diesen Flüssigkeiten liebevolle Namen. Die „Jadequelle" beispielsweise entsteht als Folge erotischer Zungenküsse aus dem Speichel; das Küssen und Saugen der Brustwarzen ruft einen süßlich schmeckenden „Weißen Schnee" hervor. Diese aus den Brustwarzen austretende Flüssigkeit steht mit dem Gebären von Kindern in keinerlei Zusammenhang, ihre energetische Qualität ist sogar besser, wenn die Frau noch kein Kind zur Welt gebracht hat und sie ist auch weder Muttermilch noch Vormilch. Die Absonderung dieser Flüssigkeit hilft angeblich bei der Regulierung der Monatsblutung, lindert Menstruationskrämpfe und verbessert die Blutzirkulation der Frau. Die dritte Flüssigkeit ist die „Mondblume" aus dem Palast des Yin (der Gebärmutter), die beim Orgasmus abgesondert wird. Es war bekannt, dass diese Flüssigkeiten dem Mann sehr zuträglich sind und die bei ihm gespeicherte weibliche Energie stärken.

Wenn die „Mondblume" vom Mann beim Oralverkehr über den Mund und die Zunge aufgenommen wird, werden Zirbeldrüse und Hypophyse des Mannes angeregt, was ihm hilft, die weibliche, intuitive Seite seiner Psyche zu stärken und zu öffnen, die im dritten Auge lokalisiert ist und zu bewusstem, klarem Denken führt. Die Energie des Mannes wiederum wurde für die Frau als heilsam angesehen, weil sie die Frau von allen Krankheiten befreit, sofern der Mann nicht ejakuliert. Das Ausbleiben der Ejakulation erspart es der Frau, regelmäßig mit der Essenz männlicher Energie bombardiert zu werden. Nimmt sie diese in sich auf, kann das zu einem Ungleichgewicht in ihrem Organismus führen.

Die alten Chinesen hatten begriffen, dass Harmonie nur möglich ist, wenn Liebe und Sex zusammenkommen. Sex als Selbstzweck galt als sinnloses Vergeuden von Energie. Der Mann wurde nicht zur Selbstbefriedigung ermuntert, da bei ihm dabei essenzielle Lebenskraft verloren geht, was zu einem Ungleichgewicht in seinem Körper führen kann. Bei Frauen galt Selbstbefriedigung als heilsam, da ihnen von Natur aus ein unbegrenzter Vorrat an essenzieller weiblicher Yin-Energie zur Verfügung steht, der jeden Monat wieder aufgefüllt wird. Das Freisetzen dieser Energie durch Loslassen nährt Körper und Geist einer Frau. Analverkehr wurde missbilligt, da diese Spielart – besonders wenn es dabei zu einer Ejakulation kommt – den Energiefluss vollkommen umkehrt, den Schließmuskel schwächt und den Bereich des Dickdarms sowie den gesamten Verdauungsapparat aus dem Gleichgewicht bringt, was zu Candida-Befall oder im Extremfall zu Mastdarmkrebs führen kann.

Daneben lehrt uns der Taoismus auch, dass „auf das Element des Weiblichen im Leben des Menschen besonderer Wert gelegt wird und in seinen Mythen und im Verlauf seiner historischen Entwicklung gab es sehr viele große weise Frauen, die etwas zu vermitteln hatten".[4]

Die drei unsterblichen Schwestern hatten verschiedene wunderschöne Namen: die Dunkle (Hsuan Nu) hieß noch „Pfirsich der Unsterblichkeit", die Erwählte (Ts'ai Nu) „Göttin der vielen Farben" und die Unscheinbare

(Su Nu) „Königin des weißen Flusses" oder „Muschelgöttin".

Die Schwestern lehrten den Gelben Kaiser (Huang Ti, den „Himmelssohn") alles, was er wissen wollte, seien es sexuelle Geheimnisse oder Militärstrategien. Die Königin des Windes, eine weitere Unsterbliche, erfand während eines Krieges den Kompass für ihn. Die taoistischen Sexualpraktiken, die ihn Su Nu und deren Schwestern gelehrt hatten, ermöglichten es Huang Ti, einhundert Jahre lang zu herrschen (von 2698 – 2598 v. Chr.).[5] Ihre Gespräche über die Liebeskunst sind auch heute noch aufschlussreich:

Huang Ti: Ich bin erschöpft und befinde mich in einem Zustand der Disharmonie. Ich bin traurig und besorgt. Was soll ich nur machen?

Su Nu: Jede Kraftlosigkeit des Mannes beruht auf falscher Liebespraxis. Die Frau ist in der körperlichen Liebe und von ihrer Konstitution her stärker als der Mann, wie Wasser (Yin) auch stärker ist als Feuer (Yang). Wer das Tao der Liebe kennt, gleicht einem guten Koch, der weiß, wie er die fünf verschiedenen Geschmacksrichtungen zu einem leckeren Mahl zusammenstellt. Wer das Tao der Liebe kennt und Yin (das Weibliche) und Yang (das Männliche) in Harmonie bringt, wird auch aus den fünf Freuden ein gesundes Vergnügen entstehen lassen können. Wer das Tao der Liebe hingegen nicht kennt, wird vorzeitig sterben, ohne jemals wirklich die Freude des Liebens genossen zu haben. Sollte Seine Majestät dies nicht genauer überprüfen?

Hsuan Nu: In unserem Universum wird alles Leben durch die Harmonie von Yin und Yang geschaffen. Wenn Yang die Harmonie von Yin hat, werden all seine Probleme gelöst sein; wenn Yin die Harmonie von Yang hat, werden alle Hindernisse auf ihrem Weg verschwinden. Ein Yin und ein Yang müssen sich beständig unterstützen. Auf diese Weise wird sich der Mann standhaft und stark fühlen; die Frau wird bereit sein, ihn in sich zu empfangen. So sind die beiden in Vereinigung und ihre Sekrete nähren einander.[6]

Huang Ti riet dazu, vorbeugende Medizin anzuwenden und Pulsdiagnose zu betreiben. Er glaubte, dass sich sieben Gefühle negativ auf den Körper auswirken können, wenn sie im Übermaß vorhanden oder zu gering ausgeprägt sind: Grübeln, Trauer, Kummer, Angst, Schreck, Zorn bzw. Ärger und Freude.[7] Huang Ti, der Gelbe Kaiser und ein alter spiritueller Meister, kann auch den Verdienst für sich beanspruchen, das *Huang Ti Nei Ching* geschrieben zu haben, Das klassische Werk des Gelben Kaisers zur inneren Heilkunde, die Bibel der chinesischen Medizin, in der auch die Fundamente für die Entwicklung aller medizinischen Verfahren und Methoden gelegt wurden.

Die Mutter des Gelben Kaisers war Fu Bao, die Frau eines Stammesführers. Huang Tis Empfängnis wurde in einen spirituellen Zusammenhang gestellt. Wie es hieß, fühlte seine Mutter, wie sie von einer Energie geschwängert wurde, die von einem Stern im Großen Bären kam.

Von Zeit zu Zeit betete der Gelbe Kaiser zu der mystischen Frau aus dem Großen Bären, die ihm seine spirituellen Lehrer schickte. Er verbrachte fast zwanzig Jahre damit, spirituelle Praktiken des Taoismus und taoistische Medizin zu studieren. Die Farbe Gelb verwies auf die Zentriertheit seiner Energie. Wie berichtet wurde, flog er beim Verlassen dieser Welt auf einem gelben Drachen davon.

Lao Tse, der alte Meister, der angeblich im sechsten Jahrhundert v. Chr. lebte und den taoistischen Klassiker *Tao te King* (sprich Dao de Djing) schrieb, das Buch vom Weg und seiner Kraft, hatte ebenfalls eine Lehrerin, die Himmlische Mutter des Violetten Lichtes.[8]

Taoistische Praktiken existierten schon lange bevor Lao Tse oder Huang Ti darüber schrieben. In dieser fernen Zeit der Legenden war es wiederum eine Frau, die den Chinesen ihre Gesundheit wiedergab und sie wieder in ihre Balance brachte, als sie kurz davor standen, sich selbst zu zerstören und nicht länger eins mit der Natur waren. Diese „Stammesführerin aus grauer Vorzeit soll den Himmel mit fünffarbigen Steinen geflickt und ihrem Volk die Lehre von den fünf Kräften oder fünf Elementen gegeben haben"[9], die die Grundlage des medizinischen Denkens der Chinesen darstellt.

Um die verbotenen Schwangerschaftspunkte in die richtige Perspektive zu rücken, muss ich Sie zunächst mit dem System vertraut machen, dessen Bestandteil sie sind – der traditionellen chinesischen Medizin. Wenn wir den Körper und seine Krankheiten mit deren Methoden betrachten, werden wir uns auch Gefühle und Störungen des emotionalen Bereichs anschauen.

Die Methoden der chinesischen Medizin sind ein komplexes Thema, sie beruhen jedoch auf einfachen Grundlagen. Als ich anfing, dieses Buch zu schreiben, hatte ich nicht die Absicht, die vielen Einzelheiten dieses Systems zu erörtern oder Neulinge in einem Wust langer chinesischer Begriffe und Namen ersticken zu lassen. Vielmehr hatte ich vor, die Informationen so klar wie möglich zu vermitteln, sodass Sie ein grundsätzliches Verständnis dafür entwickeln können, wie wir, ohne bewusst daran zu denken, Krankheiten in unserem Körper entstehen lassen, dies sogar wiederholen und uns dann fragen, wie „das" bloß – schon wieder! – passieren konnte.

Zu den wesentlichen Bestandteilen dieses Systems zur Aufrechterhaltung der Gesundheit gehören die Yin-Yang-

Theorie und die Fünf-Elemente-Lehre, womit wir beginnen werden. Im alten China mussten die Menschen nicht notwendigerweise krank sein, wenn sie zum Arzt gingen, ihnen war vielmehr daran gelegen, ihre gute Gesundheit zu erhalten. Als Faustregel galt: „Der große Heiler kann eine Störung beheben, bevor die Krankheit auftritt, der mittelmäßige Heiler behandelt die Krankheit nach ihrem Ausbruch."[10] Die alten Chinesen hatten begriffen, dass Geist, Seele und Gefühle zum körperlichen Wohlbefinden beitragen. Im Idealfall könnten wir alle in einem Zustand makelloser Gesundheit leben, in einem Zustand des harmonischen Gleichgewichts. Die Voraussetzung dafür wäre, sich richtig zu ernähren, richtig mit seinen Gedanken umzugehen, sich richtig zu bewegen, richtig zu atmen, richtig zu schlafen und schließlich die richtige Form der Sexualität zu praktizieren.

Der taoistische Weise Tschuang Tse, der um 300 v. Chr. starb, kennzeichnete die geistig und körperlich gesunden Menschen seiner Zeit wie folgt:

> Sie vergaßen nicht, woher sie gekommen waren, kümmerten sich nicht darum, wohin sie gehen würden, akzeptierten bereitwillig, was ihnen zugeteilt wurde, warteten friedlich auf ihr Dahinscheiden. Das wird „dem Tao [dem göttlichen Absoluten] keinen Widerstand entgegenbringen" genannt.[11]

Sobald Sie verstehen, wie die Fünf-Elemente-Lehre und das Denken in Yin und Yang funktioniert, werden Sie bestimmt nie mehr weinen, ohne dabei „Lunge" zu denken und nie mehr lächeln, ohne dabei „Herz" zu denken. Sie werden begreifen, was die eigentliche Ursache für Krankheit ist und dadurch sich selbst und denen, die Sie lieben, dabei helfen können, gesund zu bleiben.

Dieses Buch soll wie eine (Land-)-Karte oder eine ganze Kartenserie sein. Eine Karte zeigt Ihnen die Bahnen, auf denen sich die Energie zwischen den einzelnen Punkten bewegt. Eine andere Karte zeichnet den Weg nach, den unterdrückter Kummer, Angst und Wut durch Ihren Körper als Ganzes nehmen und zeigt, wie bestimmte Organe des Körpers, in diesem Fall die Lunge, die Nieren und die Leber, diesen Gefühlen entsprechen, sie verarbeiten und auflösen. Wir werden uns anschauen, wie Geist, Gefühle und Seele auf den physischen Körper einwirken. Straßenkarten lassen sich gewöhnlich recht leicht lesen und wenn Sie das erste Mal irgendwohin fahren wollen, sind sie durchaus von wesentlicher Bedeutung.

Die Stellen Ihres Körpers, die Sie schließlich aufsuchen werden, werden in vielen englischsprachigen Nachschlagewerken zur Akupunktur als XP 8, XP 3, XP 4 und XP 1 aufgeführt. „XP" steht dabei für „verboten bei Schwangerschaft", die Zahl bezeichnet den Monat während einer

Schwangerschaft, von dem an auf den betreffenden Punkt nicht mehr eingewirkt werden darf. Diese Punkte haben noch andere, ganz zauberhafte Namen beispielsweise „Flammendes Tal", „Himmlischer Brunnen", „Palast der Anstrengungen" oder „Vereinigen der Täler".

Wenn Sie bereit sind, etwas über dieses Energiesystem zu lernen, werden Sie die Theorie auf einfache Weise im ersten Teil dieses Buches erklärt finden, spezifische Unterweisungen zur Heilung bietet der zweite Teil.

Hier ist das Wesentliche und Einfache angebunden an das Geheimnisvolle. Und die Belohnung? Ein seit fünftausend Jahren überfälliges, heilendes Geschenk an Frauen jeden Alters.

Das Yin und Yang in allen Dingen

Die altchinesischen Philosophen waren der Auffassung, dass das materielle Universum geschaffen wurde, als der Schöpfer das Bewusstsein seiner selbst erlangte und seine Allmacht und damit seine Fähigkeit erkannte, alles zu erschaffen, was er sich wünschte. Nachdem der Wunsch und die Gedankenform vergangen waren, verwandelte sich die Energie dieses Gedankens in Materie.[12]

Alles im Universum ist aus negativer und positiver fließender Energie

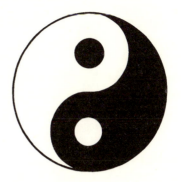

Das Yin-Yang-Symbol stellt die Harmonie und Ausgewogenheit der Gegensätze dar

aufgebaut, glaubten die alten Chinesen, wobei sich die Gegensätze anziehen. Auf diese Weise entsteht ein Gleichgewicht, das zu Harmonie führt.

In jedem Negativen ist auch ein Positives enthalten und in jedem Positiven lässt sich ein Negatives finden, wobei früher allerdings „positiv" und „negativ" nicht gleichbedeutend mit „gut" und „schlecht" war. Die Begriffe bezogen sich auf den gesamten Lebenszyklus, auf aktiv und passiv, Licht und Dunkelheit, Tag und Nacht, Geburt und Tod, Wachstum und Zerfall, männlich und weiblich.

Diese Energie wurde Yin (negativ) und Yang (positiv) genannt. Das in seiner Dualität vollständige Universum ist stetigem Wandel unterworfen. Mit dem Erreichen der kritischen Masse geht es in sich selbst auf und aus sich hervor, wobei alles wechselseitig voneinander abhängt, um sich so im Gleichgewicht und in der Ganzheit zu befinden.

Das Konzept von Yin und Yang lässt sich auf den Kaiser Shen Nong und damit auf die Mitte des vierten Jahrtausends vor Christus zurückführen. Diese Periode gilt auch als die Zeit, in der durch „sorgfältige Beobachtung des alltäglichen Lebens die Kunst der Medizin geboren wurde", wie es der große Historiker der Han-Dynastie (202 v. Chr. bis 220 n. Chr.), Sima Qian, formulierte. Um dieses Prinzip der Beobachtung zu verdeutlichen, erzählt eine Legende, dass ein Bauer die Wirkung einer Blutungen stillenden Pflanze entdeckte, als er eine Schlange beobachtete, die diese Pflanze fraß, nachdem er sie blutig geschlagen hatte und deren Wunden daraufhin in kürzester Zeit heilten. Auch die Entwicklung der Kräuterheilkunde wird Shen Nong zugeschrieben, der die medizinischen Wirkungen Hunderter von Pflanzen, Tieren, Insekten und Muschelschalenextrakten überprüfte und auf diese Weise Rezepturen entwickelte, die bis heute in China verwendet werden.[13]

Die Yin-Yang-Theorie ist somit älter als die Fünf-Elemente-Lehre. Letztere bildet die theoretische Grundlage für die traditionelle chinesische Medizin. Die alten Chinesen wussten, dass in jedem Yang auch Yin und in jedem Yin auch Yang enthalten ist. Yang ist das männliche Prinzip, Yin das weibliche. Der Tag und das Sonnenlicht beispielsweise werden als Yang gesehen, die Nacht und die Dunkelheit als Yin. Mit Beginn der Dämmerung ist zwar noch Licht da, wegen der Dunkelheit würde die Abenddämmerung jedoch als der Yin-Teil des Tages (Yang) gelten. Umgekehrt wäre die Zeit zu Beginn der Morgendämmerung, in der der Himmel noch dunkel ist, der Yang-Teil der Nacht (Yin).

Yin wird als dauerhafter als Yang angesehen. Wasser (Yin) höhlt den Stein (Yang) und löscht Feuer (Yang) und obwohl Feuer Wasser durch Kochen scheinbar zum Verschwinden bringt, ist das Wasser in der Luft als Wasserdampf noch vorhanden.

Diese Prinzipien lassen sich auch auf den Menschen anwenden. Bei jedem Geschlecht lassen sich auch Eigenschaften des anderen Geschlechts finden, andernfalls könnte keine Ausgewogenheit erreicht werden. Die sanfte, fürsorgliche und beschützende Seite des Mannes gehört zu dessen Yin-Eigenschaften; die Fähigkeit einer Frau, sicher Entscheidungen zu treffen und Kontrolle auszuüben, gehört zu ihren Yang-Qualitäten.

Auch jedes Organ im Körper gilt entweder als männlich oder weiblich. Die Niere zum Beispiel ist Yin, die Blase Yang. Die rechte Körperseite ist die männliche Seite (Yang), die linke die weibliche (Yin). Verletzt sich eine Frau häufiger an der linken Seite ihres Körpers als an der rechten, wenn sie ihr weibliches Wesen, ihre Gefühle verleugnet? Kommt es auf einer Körperseite häufiger zu Verhärtungen in der Brust als auf der anderen?

Eine Frau aus meinem Bekanntenkreis wurde in ihrem Selbstverständnis als Ehefrau und Mutter in ihren Grundfesten erschüttert, als ihr ehemaliger Mann ihre kleinen Kinder entführte und sie sie nie mehr wiedersah. Vom Standpunkt der traditionellen chinesischen Medizin her gesehen, führte diese emotionale Traumatisierung dazu, dass sie sich auf der gefühlsmäßigen und unbewussten Ebene einredete, keine physischen Gründe mehr zu haben, eine Frau zu sein. Sie brauchte keine Brüste mehr, um ihre nun fehlenden Kinder zu ernähren und ohne Mann brauchte sie auch keine Gebärmutter mehr, um weitere Kinder zu kriegen. Ihre emotionalen Qualen waren so groß, dass sie sich schließlich in ihrem Körper als Krebs manifestierten, was dazu führte, dass ihr beide Brüste und die Gebärmutter entfernt werden mussten.

Nachdem diese Frau ihre Krebserkrankung bewältigt hatte, wechselte sie ihren Beruf und ist mittlerweile eine erfolgreiche Heilerin. Sie hat aus ihrem schweren Schicksal etwas Wichtiges darüber gelernt, was es heißt, „weiblich" zu sein. Trotz ihrer Operationen ist sie immer noch eine ungeheuer sinnliche und weibliche Frau. Ihre weibliche Energie hat sie nie verloren, sie ist hundertprozentig Frau – in vielerlei Hinsicht mehr als einige mir bekannte Frauen mit einem völlig intakten Körper. Die weibliche Energie wohnt der Frau inne und das Wesen einer Frau hat nichts mit Körperteilen oder irgendwelchem Beiwerk zu tun.

Ich selbst erntete als Teenager zu Hause viele abfällige Kommentare zu meinem schlanken Körper mit den kleinen Brüsten, was mich sehr verletzte. Nach einigen Jahren empfand ich meinen Körper selbst als deformiert und hässlich, schämte mich und hasste meine Brüste.

Mit dreiundzwanzig ging ich wegen einer Routineuntersuchung zu meinem Gynäkologen, der Verhärtungen in meiner linken Brust feststellte. Ernst forderte er mich auf, in einem Monat wiederzukommen und mir bis dahin darüber Gedanken zu machen, warum ich diese Verhärtungen entwickelt hatte. Vorher wollte er keine weiteren Maßnahmen ergreifen.

Zu Hause teilte ich meinem ersten Mann die schlechten Nachrichten mit und ließ dabei die verzweifelte Bemerkung fallen, dass meine Brüste ja so klein und hässlich seien, dass es ohnehin niemandem auffallen würde, wenn sie fehlten. Daraufhin wurde mein Mann so wütend, dass er mich im Badezimmer vor den Spiegel stellte und mich aufforderte, so lange dort stehen zu bleiben, bis ich sehen würde, wie schön meine Brüste seien. Damit traf er ins Schwarze. Das war wirklich Yin und Yang in Aktion. Alles Negative hat auch Positives.

Lange Zeit stand ich einfach da und starrte im Spiegel auf meine kleinen Brüste. All die vielen unfreundlichen Worte kamen mir wieder in den Sinn und ich weinte um mich und um denjenigen, der sie ausgesprochen hatte, fragte mich, was man ihm wohl als Kind angetan haben mochte. Das erste Mal in meinem Leben sah ich die Schönheit meines Körpers und lächelte. Mit diesen Tränen und diesem Lächeln vollzog sich Heilung. Mein Spiegelbild wurde zu meiner Freundin und ich fing an, freundlich über meinen Körper zu denken, was ich wahrscheinlich bis dahin noch nie getan hatte. Als ich einen Monat später wieder zum Arzt ging, waren die Verhärtungen bis auf eine sehr kleine verschwunden. Mein Arzt war nicht überrascht, als ich ihm meine Geschichte erzählte. Er war der erste Arzt aus der konventionellen westlichen Medizin, der mir sagte, dass Gedanken und Gefühle einen großen Einfluss auf die Gesundheit des Körpers haben.

Yang	Yin	Yang	Yin
männlich	weiblich	steigend	fallend
Sonne	Mond	Gedanken	Gefühle
Himmel	Erde	geistige	emotionale
Vollmond	Neumond	Funktionen	Funktionen
Licht	Dunkelheit	aktiv	passiv
heiß, warm	kalt, kühl	bestimmend	empfangend
trocken	nass	extrovertiert	introvertiert
Trockenheit	Feuchtigkeit	analytisch	intuitiv
positiv	negativ	starr	schlaff
Energie	Materie	Sympathikus	Parasympathikus
aufsteigend	absteigend	außen	innen
voll	leer	Rückseite	Vorderseite
Veränderung, Wandel	Beständigkeit	oben	unten
physische Realität	spirituelle Realität	oberflachlich	tief gehend
Frühling, Sommer	Herbst, Winter	Haut	Knochen
Feuer	Wasser	Chi (Lebensenergie)	Blut
hoch	niedrig	leuchtende Farben	Pastellfarben
edel	gewöhnlich	rot, orange, gelb	blau, grün, purpur
linke Hirnhälfte	rechte Hirnhälfte	salzig, bitter, scharf	süß, sauer, mild
umwandelnd	formbildend	Getreide, Fleisch	Obst, Gemüse
überaktiv	lethargisch	Magen	Milz/Pankreas
bewusst	unbewusst		(Bauchspeicheldrüse)
akute	chronische	Dickdarm	Lunge
Krankheiten	Krankheiten	Blase	Niere
Übermaß	Mangel	Gallenblase	Leber
Tugend	Laster	Dünndarm	Herz
Freude	Trauer	Dreifacher	Perikard
Ordnung	Durcheinander	Erwärmer	(Herzbeutel)
Reichtum	Armut	Lenkergefäß	Konzeptionsgefäß

Der Fluss der Energie

Sowohl mein Mann als auch dieser Arzt hatten mir eine Lektion über rechtes Denken erteilt, mich etwas über meine Art zu denken gelehrt und darüber, wie mir eingebläut worden war, mich und meinen Körper auf eine bestimmte Weise zu sehen. Die Zeit war gekommen, mich mit freundlicheren Augen anzuschauen.

Die Tabelle auf der Seite 24 führt Eigenschaften und Dinge auf, die mit Yin oder Yang verknüpft werden, sowie ihre jeweiligen Entsprechungen. In ihrem energetischen Ausdruck gilt alles, was dort aufgeführt wird, als weiblich oder männlich. Wir sollten lernen, aus der Perspektive der Ausgewogenheit bzw. aus der Balance heraus zu denken.

Schauen Sie sich die Tabelle doch einmal an! Sind Sie in Ihren Beziehungen konstant oder eher wechselhaft? Welche Wirkung muss das auf Ihren Partner haben? Wenn Sie krank sind, leiden Sie eher an einer akuten oder an einer chronischen Krankheit? Tragen Sie leuchtende Farben oder eher Pastelltöne? Bevorzugen Sie salziges oder süßes Essen? Wenn Sie auf diese Weise die ganze Liste durchgehen, sind Sie dann überwiegend Yin? Oder eher Yang? Diese Verknüpfungen mit Yin und Yang helfen uns, die Welt und uns selbst zu beobachten, erlauben uns Einsichten über andere und ermöglichen uns einfach, mehr von der Welt wahrzunehmen.

Es gibt zwölf Hauptkanäle oder Meridiane, durch die Energie in die unterschiedlichen Körperteile fließt. Elf dieser Meridiane lassen sich bestimmten Organen zuordnen und sind nach ihnen benannt: Milz/Pankreas, Magen, Lunge, Dickdarm, Niere, Blase, Leber, Gallenblase, Herz, Dünndarm und Perikard (der Herzbeutel)[14]. Der zwölfte Meridian wird als der Dreifache Erwärmer bezeichnet und reguliert die Energien aller Organe.

Daneben gibt es noch acht außerordentliche Meridiane oder Sondermeridiane, von denen für uns aber nur zwei interessant sind: Lenkergefäß[15] und Konzeptionsgefäß. Die 365 darüber hinaus existierenden Verbindungskanäle[16] sollen uns ebenfalls nicht weiter beschäftigen, da dieses Buch nur grundlegende Kenntnisse vermittelt.

Die Meridiane ähneln einem Fluss; sie haben einen Anfang und ein Ende. Am Anfang dieses Flusses ist die Energie schwächer als an seinem Ende und er „sammelt" auf seinem Weg Kraft. An den Meridianen gibt es Punkte, an denen sie mit anderen Meridianen verbunden sind und die deshalb als Verbindungspunkte (oder Passagepunkte) bezeichnet werden. Weil sie diese Eigenschaft besitzen, können sie benutzt werden, um von einem Meridian auf einen anderen einzuwirken.

Analog zu einem Fluss lässt sich der Energiefluss der Meridiane an bestimmten Stellen, den Kontrollpunkten, regulieren; ferner gibt es Bereiche, in denen sich die Energie sammelt oder zusammenfließt, die so genannten Quellpunkte. An ihnen ist die Energie sehr stark. Falls zu wenig Energie vorhanden ist, lässt sich der Energiefluss an bestimmten Stellen, den Tonisierungspunkten (auch Verstärkungspunkte oder Anregungspunkte genannt), steigern, sollte zu viel Energie da sein, lässt er sich an anderen Stellen, den Sedierungspunkten (auch Zerstreuungspunkte oder Beruhigungspunkte genannt), vermindern. Wie bei einem richtigen Fluss gibt es auch auf einem Meridian Punkte, an denen der Energiefluss auf ein größeres Gewässer trifft, diese nennt man Spaltpunkte; in unserem Körper sind das die Stellen, an denen die Energie (das Chi) mit dem Blut zusammentrifft. Schließlich gibt es Orte, an denen der Fluss auf einen anderen Fluss einwirkt, indem er Energie in diesen hinein oder aus ihm heraus fließen lässt. Diese Punkte werden Stundenpunkte genannt, weil sie zu einer bestimmten Stunde des Tages besonders kraftvoll sind.

Wenn Sie anfangen, das im zweiten Teil dieses Buches umrissene System der verbotenen Schwangerschaftspunkte anzuwenden, ist ein Verständnis der Art und Weise, wie die Meridiane oder Energieflüsse sich gegenseitig beeinflussen, von entscheidender Bedeutung. Im Kapitel „Einige Regeln zur Anwendung der Punkte" gehe ich genauer darauf ein, wie Sie die Energieströme, mit denen Sie arbeiten, regulieren, kontrollieren, anregen und beruhigen können. An dieser Stelle ist es lediglich notwendig, dass Sie die Natur der „Energieflüsse" begreifen und sich bewusst werden, dass in Ihrem Körper unaufhörlich Energie in Bewegung ist.

Jeder der zwölf Hauptmeridiane hat einen Puls – jeweils sechs lassen sich an jedem der beiden Handgelenke lokalisieren. Diese Pulse kann man fühlen; mit ihnen lassen sich Gesundheit und Zustand des jeweiligen Meridians bestimmen. Wenn eine chinesische Ärztin oder ein Therapeut bei Ihnen eine Pulsdiagnose vornimmt, dann fühlt sie oder er zwölf Pulse und nicht nur einen Puls wie in der westlichen Medizin. Dieses Abtasten der Pulse kann manchmal über eine Stunde dauern. Wie man sich vorstellen kann, braucht es viele Jahre, bis man gelernt hat, diese subtilen Pulse genau zu deuten.

Die gesamte, mit den verschiedenen Organen in Verbindung stehende Lebensenergie fließt alle vierundzwanzig Stunden durch den ganzen Körper und bewegt sich dabei von einem Organ zum nächsten. Daher hat jeder einem Organ zugeordnete Energiefluss oder Meridian zwei Stunden am Tag seine Maximalzeit oder Hauptfunktionszeit, in der er besonders viel Energie führt. Der Magenmeridian beispielsweise ist zwischen sieben und neun Uhr morgens am kräftigsten. Das ist somit eine gute Zeit für ein Frühstück.

Auf den folgenden Seiten finden sich Abbildungen der zwölf Hauptmeridiane und der beiden zusätzlichen Energiebahnen, die wir betrachten wollen.

Die Zahlen an jedem Meridian zeigen die Akupressurpunkte an, die verwendet werden, um auf die Energie dieses Meridians einzuwirken. Die Nummern der vierundzwanzig verbotenen Schwangerschaftspunkte wurden mit einem Kreis umgeben. Im zweiten Teil des Buches werden wir uns speziell diesen Punkten widmen.

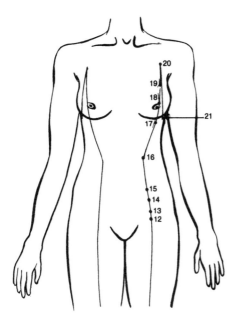
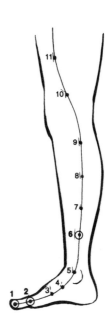

Der Milz-Pankreas-Meridian (MP)

Grundlagen der chinesischen Medizin

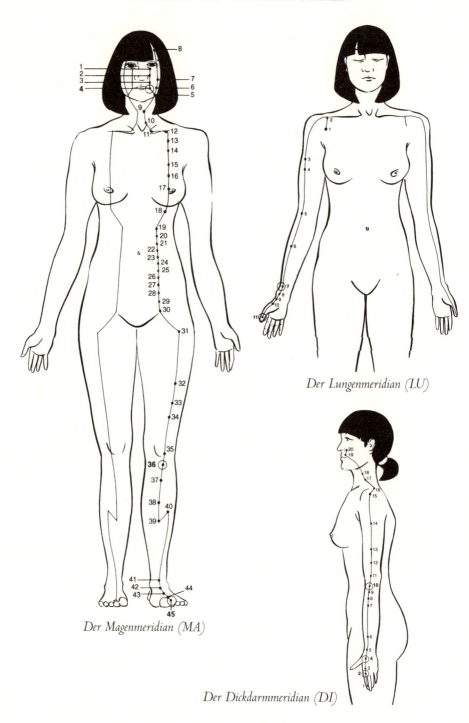

Der Magenmeridian (MA)

Der Lungenmeridian (LU)

Der Dickdarmmeridian (DI)

Der Fluss der Energie

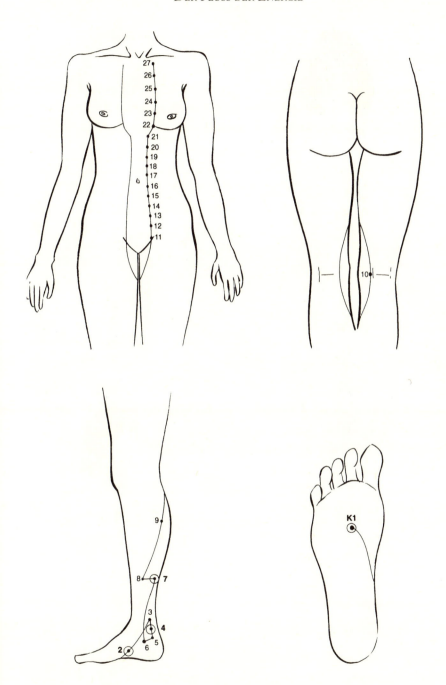

Der Nierenmeridian (N)

Grundlagen der chinesischen Medizin

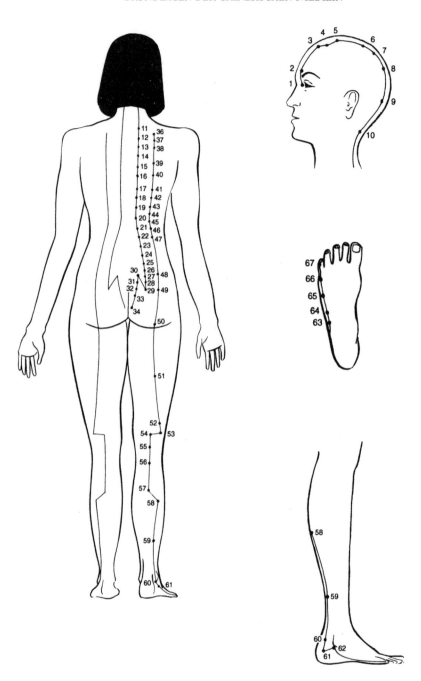

Der Harnblasenmeridian (B)

Der Fluss der Energie

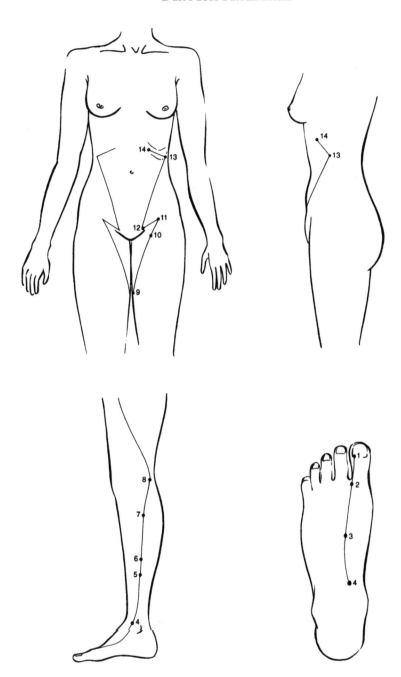

Der Lebermeridian (LE)

Grundlagen der chinesischen Medizin

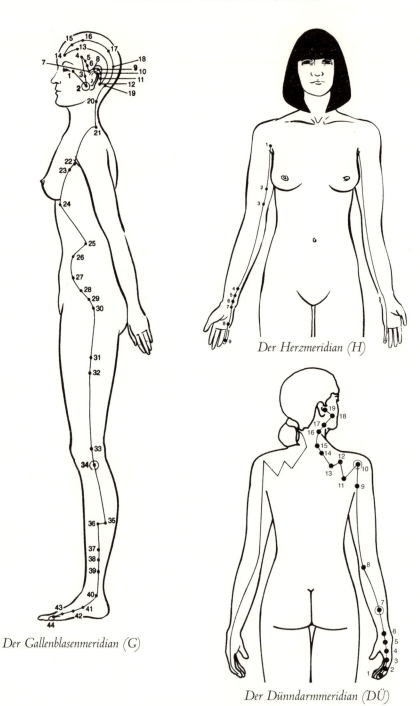

Der Gallenblasenmeridian (G)

Der Herzmeridian (H)

Der Dünndarmmeridian (DÜ)

Der Fluss der Energie

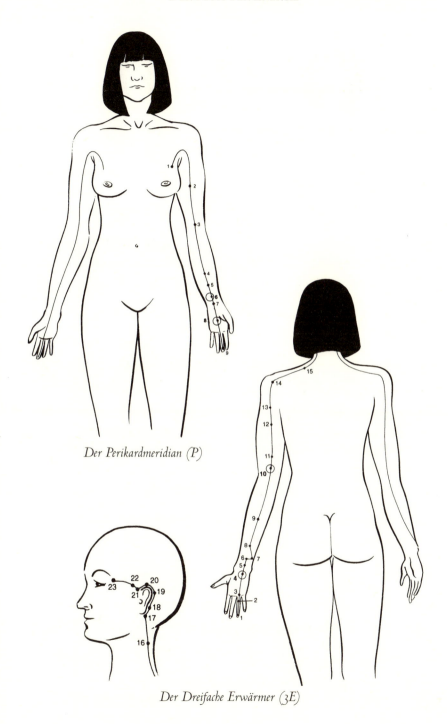

Der Perikardmeridian (P)

Der Dreifache Erwärmer (3E)

GRUNDLAGEN DER CHINESISCHEN MEDIZIN

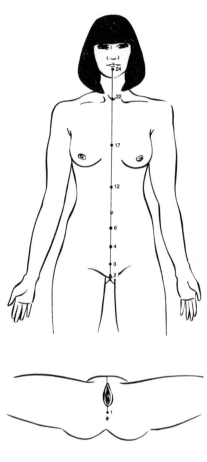

Das Konzeptionsgefäß (KG)

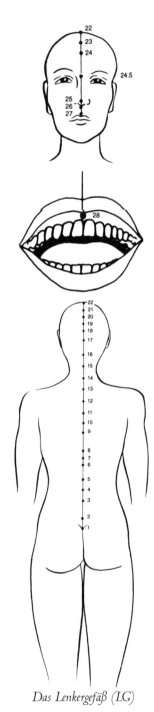

Das Lenkergefäß (LG)

Die Fünf-Elemente-Lehre und Zyklen des Energieflusses

Obwohl wir immer ganz allgemein von „Energie" sprechen, gibt es diese auf verschiedenen Ebenen. Wir werden geboren mit der „Seelenenergie", die über unsere Gesundheit entscheidet (pränatale Energie). Dann gibt es die (postnatale) Energie, die wir nach der Geburt erlangen und die durch unsere Umgebung, unser Familienleben und alles, was wir essen, trinken und atmen, bestimmt wird. Dieser Vorstellung zufolge gibt es also seelische und körperliche Energie; nach chinesischer Auffassung wird die (körperliche) Jing-Energie durch die Nahrungsaufnahme erzeugt und in den Nieren gespeichert, Sheng-Energie wird durch Atmen erzeugt, im Herz gespeichert und mit Seele, Geist, Verstand und Gefühlen in Verbindung gebracht.

In der chinesischen Version der Schöpfungsgeschichte manifestierte der Schöpfer als Erstes die Erde. Himmel und Erde vereinten sich, Yin und Yang entfalteten sich und die Einheit ließ die fünf Jahreszeiten[17] sowie die fünf Elemente entstehen.

Die fünf Elemente im chinesischen Denken und in der chinesischen Medizin sind Erde, Metall, Wasser, Holz und Feuer. Die alten Chinesen ordneten jedem Aspekt der Welt eines dieser Elemente zu und daher wurde natürlich auch jedes größere Körperorgan – Milz/Pankreas, Magen, Lunge, Dickdarm, Nieren, Blase, Leber, Gallenblase, Herz und Dünndarm – einem Element zugeordnet. Die fünf Elemente wurden manchmal auch als die fünf Bewegungen, die fünf Kreuzungen oder die fünf Wandlungsphasen bezeichnet.

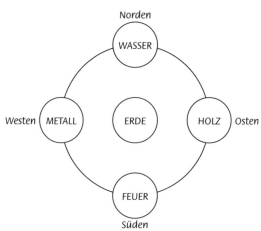

Die fünf Elemente

Alle Dinge sind also nicht nur entweder Yin oder Yang, sondern werden auch noch mit einem Element in Verbindung gebracht. So ist Blase[18] beispielsweise Yang, aber auch dem Element Wasser zugehörig.

Das Denken in fünf Elementen hilft uns dabei, zu erkennen, wie die Energie sich durch den ganzen Körper bewegt und ihn kreuz und quer durchströmt. Die alten Chinesen verwendeten die Fünf-Elemente-Lehre dazu, zu verstehen, wie die Energien von Himmel und Erde auf das Wohlbefinden des Menschen einwirken und nutzten sie als Leitlinie bei der Behandlung von Gesundheitsproblemen.

Im oben stehenden Diagramm lassen sich die fünf Elemente und deren Beziehungen zueinander betrachten. Die Erde sitzt in der Mitte, die anderen Elemente wurden auf die vier Himmelsrichtungen Norden, Osten, Süden und Westen verteilt. Diese Anordnung zeigt uns die möglichen Energiezyklen. Geben, Nehmen und Kontrollieren von Energie bestimmt die Beziehungen der fünf Elemente zueinander. Die drei entsprechenden Zyklen des Energieflusses sind als der Zyklus des Entstehens, der Zyklus der Zerstörung und der Zyklus der Kontrolle bekannt[19]. Kann der Energiefluss sich aufgrund irgendeiner Störung nicht nach diesen Gesetzmäßigkeiten vollziehen, entsteht im physischen Körper Chaos. Wir wollen uns diese Energiekreisläufe jetzt ein wenig genauer anschauen.

Der Zyklus des Entstehens

Auf dem großen Kreis zeigen die Pfeilspitzen die Richtung des Energieflusses in einer ausgeglichenen, gesunden Person an. Die Energie fließt im Uhrzeigersinn, der Zyklus ist ein Zyklus des Gebens.

Erde gibt Energie an Metall, Metall gibt Energie an Wasser, Wasser gibt Energie an Holz, Holz gibt Energie an Feuer, Feuer gibt wieder Energie an die Erde zurück. Mit anderen Worten: Wenn wir einen Baum wachsen lassen wollen, geben wir ihm Wasser; wenn ein Feuer brennen soll, legen wir Holz auf; wenn wir guten Boden haben wollen, geben wir ihm Asche hinzu; aus einem reichen Boden kommt Metall; um Wasser zu tragen, benutzen wir einen Behälter aus Metall. Auf diese Weise sprachen die alten Chinesen in Symbolen vom harmonischen Fluss der Körperenergie.

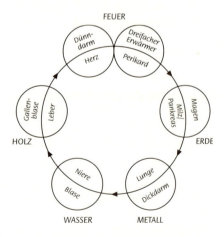

Der Zyklus des Entstehens

Bei einem gesunden Menschen gibt jedes Organ dem auf dem Diagramm im Uhrzeigersinn folgenden Organ Energie. Nach dem chinesischen Denken schenkt Wasser Holz das Leben, lässt also das Holz entstehen oder ist die „Mutter" von Holz. Holz ist das „Kind" von Wasser. Jedes Element ist für ein anderes Element der Reihe nach Kind, Mutter oder Vater, Enkelkind und Großmutter oder Großvater. Diese Gesetzmäßigkeit nennt man auch die „Mutter-Kind-" oder „Eltern-Kind-Regel".

In einem gesunden und ausgeglichenen Körper geben auf der Ebene der Organe Milz-Pankreas/Magen (Erde) Energie an Lunge/Dickdarm (Metall), diese wiederum an Niere/Blase (Wasser), diese an Leber/Gallenblase (Holz) und so weiter. Wenn sich ein Organ in einem energetischen Ungleichgewicht befindet, hat es entweder zu viel oder zu wenig Energie, ist also „zu voll" oder „zu leer".

Bei einem gestörten Gleichgewicht kann es zu Abweichungen kommen, was dann häufig zu Krankheit führt.

Der Zyklus der Zerstörung

Wenn sich die Richtung des Energieflusses umkehrt, führt das dadurch entstehende energetische Ungleichgewicht zum Zyklus der Zerstörung. Erde zerstört Feuer, Feuer zerstört Holz, Holz zerstört Wasser, Wasser zerstört Metall, Metall zerstört Erde. Oder anders gesagt, wird Erde ein Feuer löschen, Feuer Holz verbrennen, Holz Wasser aufsaugen, Wasser Metall zum Rosten bringen.

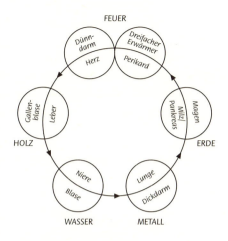

Der Zyklus der Zerstörung

Auf der Ebene der Organe führt ein Energieüberschuss bei Gallenblase/Leber auch zu einem Übermaß an Energie bei Blase/Niere, denn Gallenblase/Leber kann von Blase/Niere im Gegensatz zu den normalen Verhältnissen keine Energie aufnehmen. Diese Situation lässt sich mit einem aufsässigen Kind vergleichen, das die Logik in den Worten der Eltern nicht hören kann.

Wenn Gallenblase/Leber zu wenig Energie hat, kann das auch bei Blase/Niere einen Energiemangel hervorrufen, da Gallenblase/Leber dann unaufhörlich Energie an sich zieht. Das ähnelt dem Kind, das nie genug Aufmerksamkeit bekommen kann.

Und es kann noch eine dritte Situation entstehen. Wenn Gallenblase/Leber nur ganz wenig Energie hat, kann das bei Blase/Niere wiederum zu einem Energieüberschuss führen, da dann Gallenblase/Leber zu schwach ist, um noch nährende Energie aufzunehmen und sich daher im „Elternorgan" viel zu viel Energie ansammelt. Die Situation entspricht der eines verletzten oder verlassenen Kindes, für das jeder Trost zu spät kommt.

Der Zyklus der Kontrolle

Die letzte Gruppe energetischer Abweichungen von der Eltern-Kind-Regel betrifft den Aspekt des Kontrollierens der Energie in den Organen. Diesem Aspekt entsprechen die Großeltern.

Erde kontrolliert Wasser, Wasser kontrolliert Feuer, Feuer kontrolliert Metall, Metall kontrolliert Holz und Holz kontrolliert Erde. Wir können Erde benutzen, um einen Fluss zu stauen oder einzudämmen, Wasser verwenden, um ein Feuer zu dämpfen, mit Feuer Metall schmelzen und von Unreinheiten befreien und mit Metall einen Baum beschneiden. Dabei bändigen wir geschickt Energie. Auf die gleiche Weise würden die Großeltern mit großer Sanftheit ein Enkelkind zu sich nehmen und es Werte lehren, nach denen es leben kann.

Wenn Milz-Pankreas/Magen zu viel Energie hat, wird Blase/Niere Energie abgezogen. Das entspricht den in ihr Enkelkind vernarrten Großeltern, die dieses mit ihrer Zuneigung aussaugen. Haben Blase/Niere zu wenig Energie, wird das bei Milz-Pankreas/Magen das Übermaß an Energie weiter steigern. Das unerreichbare Enkelkind, das die Großeltern erzürnt, weil es ihren Rat in den Wind schlägt, wäre dazu die Entsprechung.

Wenn in Blase/Niere ein Energieüberschuss vorhanden ist, kann das Milz-Pankreas/Magen Energie entziehen. Das ähnelt einem Tauziehen zwischen dem Kind und den Großeltern, wenn das überaktive Enkelkind den Großeltern keine Ruhe lässt, um beispielsweise die Erlaubnis zu bekommen, zu unpassender Zeit spielen zu dürfen. Ein einfaches Problem kann dann einen Dominoeffekt auf den gesamten Körper ausüben, woraus schließlich eine Krankheit entsteht, die sich manchmal erst nach Jahrzehnten körperlich manifestiert.

Wie Sie bemerkt haben werden, treten in diesem Elementesystem die Or-

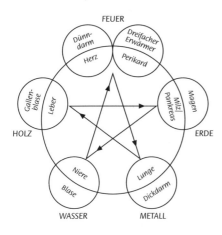

Der Zyklus der Kontrolle

gane (und die zugehörigen Meridiane) immer paarweise in Erscheinung, wobei eines ein weibliches (Yin-) und das andere ein männliches (Yang-)Organ ist. Der Zustand eines Organs in einem solchen Organpaar wirkt sich dabei auch auf das jeweils andere Organ dieses Paares aus. Für die Meridiane gilt das Gleiche. Wenn also beispielsweise die Blase zu viel Energie hat, wird die Niere weniger haben, um den Energieüberschuss der Blase auszugleichen und umgekehrt – und das Ganze schaukelt hin und her.

Je mehr Sie sich mit diesen Diagrammen befassen, desto leichter wird es Ihnen fallen, sich den Körper als ein energetisch fließendes Gebilde vorzustellen und darauf Bezug zu nehmen. Sie können ihn auch als eine aus drei Generationen bestehende Familieneinheit auffassen. Das Organ der Elternebene arbeitet, um dem Kind-Organ Energie zu geben und dessen Lebensfunktionen aufrechtzuerhalten, während das Organ der Großelternebene das Kind-Organ kontrolliert. Jedes Organ nimmt dabei nacheinander immer wieder eine andere Position innerhalb der Familie ein.

Traditionelle Zuordnungen der fünf Elemente

Jedem der fünf Elemente werden aus vielen verschiedenen Bereichen Entsprechungen zugeordnet, beispielsweise eine Farbe, eine Jahreszeit, eine Himmelsrichtung, ein Klima, ein Planet, eine Zahl, ein Tierkreiszeichen, ein Körperteil, eine Sinnesöffnung, ein mit einem Ungleichgewicht in den Organen in Beziehung stehender Geruch oder Geschmack, eine emotionale und geistige Funktion, ein Nahrungsmittel, ein Kraut, ein Tier, eine Mondphase. Die folgende Aufstellung listet traditionelle Zuordnungen auf. Lassen Sie diese einfach in Ihr Unterbewusstsein schlüpfen, damit Sie sie in sich aufnehmen und darauf zurückgreifen können. Wo westliche Tierkreiszeichen und damit die astrologischen Sonnenzeichen genannt werden, wurden die diesen entsprechenden chinesischen Mondzeichen in Klammern hinzugefügt. Die Tiersymbole aus dem chinesischen Horoskop sind nicht mit den in diesem Buch immer wieder erwähnten traditionellen Tierzuordnungen der fünf Elemente identisch.

ERDE: gelb, Altweibersommer, Erdmitte, feucht, Erde, die Zahl fünf, Milz/Pankreas: Krebs (Schaf), Magen: Zwilling (Pferd), Mund, Geschmack, Speichel, Muskeltonus und Fleisch, Lippen, Mund, süßlich wohlriechend, süß schmeckend, Ideen und Meinungen, intellektuell, nachdenklich, Sympathie, geistlos vor sich hin summen, singen, rülpsen, Ernährung, Verdauung, Verteilung von Nährstoffen, Datteln und Feigen, Malve, Hirse, Lotos, Möhren, Tofu, Kürbis, Süßkartoffel, Birne, Kirsche, Warzenmelone, Lakritze, Zimt, Majoran, Muskatnuss, Honig, Zucker, Ochse,

Gelber Drache, Übergang zwischen Schlafen und Wachen, später Nachmittag, abgeschwächter, verdeckter Mond, Reife.

METALL: weiß, Herbst, Westen, trocken, Venus, die Zahl neun, Lunge: Widder (Drachen), Dickdarm: Stier (Schlange), Nase, Geruch, schleimig, Haut, ranzig oder faulig stinkend, scharf oder würzig schmeckend, niedere Tiere, Vitalität, Kummer, weinen oder klagen, husten, atmen, Lagerung und Beseitigung von Abfallprodukten, Pfirsich, Zwiebel, Reis, Fenchel, Radieschen, Ingwer, Knoblauch, Sesam, Haut und Rinde vieler Gemüse, Brombeere, Erdbeere, Himbeere, Minze, Kreuzkümmel, Origano, Senf, Curry, Cayennepfeffer, Pferd, Weißer Tiger, ruhiger Schlaf, Abenddämmerung, abnehmender Halbmond, Einbringen der Ernte, Altern.

WASSER: blau (oder schwarz), Winter, Norden, kalt, Merkur, die Zahl sechs, Blase: Waage (Hund), Niere: Skorpion (Eber), Ohren, Hören, Urin und Speichel, Knochen und Knochenmark, Kopfhaare, Genitalien und Anus, faulig riechend, salzig schmeckend, Ehrgeiz und Willenskraft, Wille, Angst, Ehrfurcht, stöhnen, zittern, Energiespeicherung, Sexualenergie und Ausscheidung, Flüssigkeit, Kastanien, grünes Gemüse, Bohnen, Tang, Algen, Adukibohnen, schwarze Bohnen, Petersilie, Äpfel, Walnüsse, Winden, Miso, Tamari, Soja, Meersalz, Schwein, Schwarze Schildkröte, Tiefschlaf, Mitternacht, Neumond, Überwinterung, Lagerung, Tod.

HOLZ: grün, Frühling, Osten, windig, Jupiter, die Zahl acht, Leber: Fische (Kaninchen), Gallenblase: Wassermann (Tiger), Augen, Sehen, Tränen, Sehnen und Bänder, Muskeln, Finger- und Zehennägel, ranzig riechend, sauer schmeckend, Seele, Spiritualität, Ärger, Wut, schreien, Kontrolle, reinigen, entgiften, Entscheidungen treffen, Pflaumen, Lauch, Weizen, Hanf, frisches Blattgemüse, Spargel, weiße Bohnen, Limabohnen, grüne Erbsen, Kopfsalat, Granatapfel, saure Äpfel, Zitrusfrüchte, Baldrian, Rosmarin, Basilikum, Essig, Öl und Fett, Fasan, Grüner Drachen, Aufwachen, Morgendämmerung, zunehmender Halbmond, Geburt.

FEUER: rot, Sommer, Süden, heiß, Mars, die Zahl sieben, Herz: Löwe (Affe), Dünndarm: Jungfrau (Hahn), Perikard: Schütze, Dreifacher Erwärmer: Steinbock, Zunge, Sprache und Berührung, Schweiß, Blutgefäße, Gesichtsfarbe, Ohren, versengt oder verbrannt riechend, bitter schmeckend, Geist, Begeisterung, Freude, Lachen, Fähigkeit zu trauern, Kummer, Einsicht, das Reine vom Unreinen trennen, enge, intime Beziehungen, Temperaturausgleich, Aprikosen und Mandeln, Schalotten, Mais, älteres Wurzelgemüse, älteres Blattgemüse, Klette, Löwenzahnwurzel, Wildgemüse, Rhabarber, Beifuß, Koriander, Thymian, Kaffee, Schaf, Mittag, Wachheit, Vollmond, Wachstum, Erwachsensein.

Diese Zuordnungen dienten den alten Chinesen als Anhaltspunkte, um festzustellen, welches Organ oder welcher Meridian aus dem Gleichgewicht geraten war. Lassen wir doch einmal einige Zuordnungen des Elementes Erde etwas tiefer auf uns wirken. In der Aufstellung finden wir beispielsweise den Eintrag „geistlos vor sich hin summen". Dieses Summen unterscheidet sich vom Singen, es folgt keiner Melodie und lässt sich als Hinweis auf ein Ungleichgewicht im Milz-Pankreas-Meridian deuten, der ja der Erde zugeordnet wird. Wer so vor sich hin summt, könnte gerade dabei sein, in eine Depression zu fallen, eine Sucht zu entwickeln oder sich in Wut hineinzusteigern, weil er irgendetwas bereut oder bedauert. Es ist ein Warnsignal. Wenn die Person summt, um eine aufsteigende Panik über außer Kontrolle geratene Gedankenspiralen einzudämmen, kann sie davon völlig gefangen genommen werden. Ein „abgeschwächter, verdeckter Mond" ist die Mondphase, die die Erdorgane beherrscht. Der Muskeltonus wird von den Erdorganen gesteuert und Probleme mit der Milz äußern sich im Bereich der Muskeln als Muskelkrämpfe, Schlaffheit der Muskeln und Verlust an Spannkraft und Geschmeidigkeit. Datteln und Feigen eignen sich sehr gut dazu, die Erdorgane mit zusätzlicher Energie zu versorgen.

Kolorieren Sie die Diagramme doch mit den Farben der fünf Elemente und lassen diese auf sich einwirken!

Im alten China baute man auf die Kraft der täglichen Meditation. Dazu setzt man sich still hin, legt die Hände auf die Knie, atmet durch die Nase ein und durch den Mund aus, stellt sich dabei vor, wie die Luft vom Himmel durch den Nacken in den Körper bis hinunter in die Füße strömt und dabei den Nabelbereich energetisiert. Man riet, gegebene Umstände nicht zu beklagen oder sie mit anderen zu vergleichen, sie zu verdammen oder zu kritisieren, sondern angenehme Gedanken zu hegen und gute Dinge zu sagen. Durch ein ausgewogenes Zusammenspiel der fünf Yin-Organe wird das Herz ruhig und wirkliche Gesundheit entsteht.

Der Vierundzwanzig-Stunden-Rhythmus der Energie

Die gesamte mit den Organen verbundene Energie fließt in vierundzwanzig Stunden einmal durch den ganzen Körper.

Jeder der zwölf Hauptmeridiane hat zwei Stunden lang seine Maximal- oder Hauptfunktionszeit. Die unten stehende Tabelle gibt eine Übersicht über die Meridiane und die Zeiten, in denen diese ihr Energiemaximum bzw. -minimum haben. Ein bestimmter Meridian, und mit ihm das entsprechende Organ, wird exakt zwölf Stun-

Meridian	Energiemaximum	Energieminimum	Typus
Magen	7 – 9 Uhr	19 – 21 Uhr	Yang
Milz-Pankreas	9 – 11 Uhr	21 – 23 Uhr	Yin
Herz	11 – 13 Uhr	23 – 1 Uhr	Yin
Dünndarm	13 – 15 Uhr	1 – 3 Uhr	Yang
Blase	15 – 17 Uhr	3 – 5 Uhr	Yang
Niere	17 – 19 Uhr	5 – 7 Uhr	Yin
Perikard	19 – 21 Uhr	7 – 9 Uhr	Yin
Dreifacher Erwärmer	21 – 23 Uhr	9 – 11 Uhr	Yang
Gallenblase	23 – 1 Uhr	11 – 13 Uhr	Yang
Leber	1 – 3 Uhr	13 – 15 Uhr	Yin
Lunge	3 – 5 Uhr	15 – 17 Uhr	Yin
Dickdarm	5 – 7 Uhr	17 – 19 Uhr	Yang

den nach seinem energetischen Maximum sein geringstes Energieniveau erreichen (und ist damit zu diesem Zeitpunkt am anfälligsten für Krankheiten und kann dann auch am leichtesten aus dem Gleichgewicht gebracht werden). Mir hat das Wissen um diese Zeiten maximaler Energie in den einzelnen Meridianen und Organen sehr dabei geholfen, meine körperlichen Zustände und auch meine Gefühle besser zu verstehen.

Es folgen Beispiele für Zeiten, in denen in den USA bestimmte Organe durch eine Häufung von Krankheiten oder gesteigerte Anfälligkeit besonders auffällig in Erscheinung treten.

Die meisten Herzinfarkte ereignen sich um die Mittagszeit, während viele Herzinsuffizienzen (Herzversagen) vor Mitternacht stattfinden.

Menschen mit einer schwachen Blase müssen nachts normalerweise zwischen 3 und 5 Uhr aufstehen, um Wasser zu lassen.

Der Dickdarm hat morgens zwischen 5 und 7 die meiste Energie. Um diese Zeit haben sehr viele Leute das erste Mal am Tag Stuhlgang.

Der Magen wird in der Zeit zwischen 19 und 21 Uhr besonders belastet, weil er dann das Abendessen verdauen muss, obwohl er genau dann am wenigsten Energie hat. In einigen Ernährungsphilosophien wird daher empfohlen, ein reichhaltiges Mittagessen zu sich zu nehmen und abends nur sehr leicht zu essen oder man rät sogar davon ab, nach 18 Uhr überhaupt noch feste Nahrung zu sich zu nehmen. Die beste Zeit für ein kräftiges Frühstück ist zwischen 7 und 9 Uhr morgens, dann wird der Magen mit der meisten Energie versorgt.

Sind Sie schon einmal zwischen 3 und 5 Uhr nachts aus dem Tiefschlaf erwacht und haben bemerkt, dass Sie im Schlaf geweint haben müssen, weil Ihr Gesicht und Ihr Kopfkissen noch tränennass sind, obwohl Sie sich an keinen Traum oder anderen Grund dafür erinnern können? Machen Sie sich keine Sorgen, Sie werden nur gerade in der Hauptfunktionszeit des Lungenmeridians einiges von Ihrem alten, tief in Ihrem Inneren verborgenen Kummer los, den Sie nicht länger festzuhalten brauchen. Die Lunge löst auf der körperlichen Ebene Kummer und Trauer.

Dieser rhythmische Wechsel zwischen Zeiten hoher und niedriger Energie in den Meridianen ist auch ein Zeichen dafür, dass zwischen den beiden Partnerorganen und den verschiedenen Generationen eines Geschlechts ein Energieaustausch stattfindet.

Im Diagramm oben rechts beginnt der Zyklus des Energieflusses in den Erdorganen Magen und Milz-Pankreas und verläuft wie folgt:

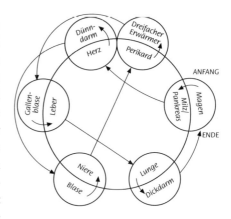

Die Richtung des Energieflusses

- Der Yang-Magen gibt seine Energie an seine Yin-Partnerin Milz-Pankreas weiter.
- Milz-Pankreas ist die Yin-Tochter der Yin-Mutter Herz und gibt die Energie an Herz weiter.
- Herz gibt die Energie an seinen Yang-Partner Dünndarm weiter.
- Dünndarm ist der Yang-Enkel des Yang-Großvaters Blase und gibt die Energie an Blase weiter.
- Blase gibt die Energie an ihre Yin-Partnerin Niere weiter.
- Niere ist die Yin-Großmutter ihrer Yin-Enkelin Perikard und gibt die Energie an Perikard weiter.
- Perikard gibt die Energie an seinen Yang-Partner Dreifacher Erwärmer weiter.
- Der Dreifache Erwärmer ist der Yang-Sohn seines Yang-Vaters Gallenblase und gibt die Energie an Gallenblase weiter.
- Gallenblase gibt die Energie an ihre Yin-Partnerin Leber weiter.
- Leber ist die Yin-Enkelin ihrer Yin-Großmutter Lunge und gibt die Energie an Lunge weiter.
- Lunge gibt die Energie an ihren Yang-Partner Dickdarm weiter.
- Dickdarm ist der Yang-Sohn seines Yang-Vaters Magen und gibt die Energie an Magen weiter.

Und auf diese Weise erreichen wir wieder den Ausgangspunkt.

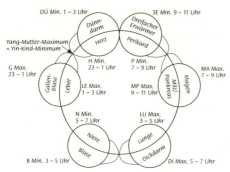

Der Energieaustausch zwischen Energiemaxima und -minima

Ein Schlüssel zum Verständnis dieses Kreislaufs ist die Tatsache, dass ein Organ dann die meiste Energie hat, wenn es gerade Energie von einem anderen Organ-Meridian aufnimmt.

Die drei Gruppierungen – Milz-Pankreas/Magen und Perikard/Dreifacher Erwärmer; Lunge/Dickdarm und Niere/Blase; Leber/Gallenblase und Herz/Dickdarm – haben eine Gemeinsamkeit: bei ihnen erfolgt der Energieaustausch vom Yang-Organ eines Elternteils zum Yin-Organ eines Kindes und umgekehrt. Wenn also beispielsweise Yang-Lunge von 3 bis 5 Uhr morgens die meiste Energie hat, nimmt sie gerade Energie von ihrem Yin-Kind Blase auf, das zu dieser Zeit (3 bis 5 Uhr) sein niedrigstes Energieniveau hat.

Wenn wir diese zwei Ebenen des Energieaustauschs zusammenfügen, verläuft der Energiefluss wie folgt:

- ❧ Die Magen-Energie erreicht ihr Maximum, weil sie Perikard Energie entzieht; Perikard hat zu diesem Zeitpunkt wenig Energie.
- ❧ Magen gibt sein Energiemaximum an Milz-Pankreas weiter. Milz-Pankreas erreicht ihr Maximum, weil sie dem Dreifachen Erwärmer Energie entzieht; der Dreifache Erwärmer hat wenig Energie.
- ❧ Milz-Pankreas gibt ihr Energiemaximum an Herz weiter. Herz erreicht sein Maximum, weil es Gallenblase Energie entzieht; Gallenblase hat wenig Energie.
- ❧ Herz gibt sein Energiemaximum an Dünndarm weiter. Dünndarm erreicht sein Maximum, weil er Leber Energie entzieht; Leber hat wenig Energie.
- ❧ Dünndarm gibt sein Energiemaximum an Blase weiter. Blase erreicht ihr Maximum, weil sie Lunge Energie entzieht; Lunge hat wenig Energie.
- ❧ Blase gibt ihr Energiemaximum an Niere weiter. Niere erreicht ihr Maximum, weil sie Dickdarm Energie entzieht; Dickdarm hat wenig Energie.
- ❧ Niere gibt Energiemaximum an Perikard weiter. Perikard erreicht sein Maximum, weil es Magen Energie entzieht; Magen hat wenig Energie.
- ❧ Perikard gibt sein Energiemaximum an Dreifachen Erwärmer weiter. Dreifacher Erwärmer erreicht sein Maximum, weil er Milz-Pankreas Energie entzieht; Milz-Pankreas hat wenig Energie.

- Dreifacher Erwärmer gibt sein Energiemaximum an Gallenblase weiter. Gallenblase erreicht ihr Maximum, weil sie Herz Energie entzieht; Herz hat wenig Energie.
- Gallenblase gibt ihr Energiemaximum an Leber weiter. Leber erreicht ihr Maximum, weil sie Dünndarm Energie entzieht; Dünndarm hat wenig Energie.
- Leber gibt ihr Energiemaximum an Lunge weiter. Lunge erreicht ihr Maximum, weil sie Blase Energie entzieht; Blase hat wenig Energie.
- Lunge gibt ihr Energiemaximum an Dickdarm weiter. Dickdarm erreicht sein Maximum, weil er Niere Energie entzieht; Niere hat wenig Energie.
- Dickdarm gibt sein Energiemaximum an Magen weiter. Magen erreicht sein Maximum, weil er Perikard Energie entzieht.

Und wieder sind wir am Ausgangspunkt des energetischen Zyklus angelangt.

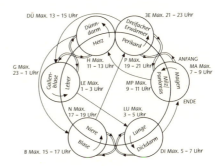

Der Vierundzwanzig-Stunden-Rhythmus des Energieflusses

Wenn Sie sich die zeitliche Koordination und die Wechselwirkungen zwischen den Energiemaxima und -minima des Energieflusses der Organe anschauen, fragen Sie sich vielleicht, wie Ihr Tagesablauf dem entspricht und welche Muster dort zum Vorschein kommen.

Die Hauptfunktionszeit des Perikards liegt beispielsweise zwischen 19 und 21 Uhr und somit entzieht das Perikard dem Magen genau zu der Zeit Energie, in der wir unser Abendessen verdauen. Viele Menschen machen nach dem Abendessen ein Nickerchen. Warum? Wenn wir unsere Nahrung verdauen, leistet das Herz unglaublich viel, um zusätzliches Blut in die vielen Muskelschichten des Mageninneren zu pumpen. Das Perikard schützt das Herz, ein kleines Nickerchen unterstützt daher tatsächlich die Verdauung, denn wenn wir uns nicht bewegen, hilft das dem Perikard, zu einem Zeitpunkt Energie zu sparen, an dem es seine ganze Energie zur Unterstützung des Herzens benötigt.

Das Herz hat sein energetisches Maximum zwischen 11 und 13 Uhr. Normalerweise essen wir dann zu Mittag. Auch hierbei fördert das Herz mit seiner Energiespitze die im Magen stattfindende Verdauung. Das Energiemaximum des Dünndarms zwischen dreizehn und fünfzehn Uhr fördert die Verdauung ebenfalls.

Wenn der Dickdarm zwischen 5 und 7 Uhr morgens in seine aktivste Phase tritt, entzieht er der Niere Wasser und Energie. Dieses Wasser gelangt zum Darm und wird dann mit der ersten Stuhlentleerung des Tages ausgestoßen, die normalerweise in dieser Zeit erfolgt.

Sollten Sie joggen, schnell gehen oder gern Ihre Kondition trainieren, ist die beste Tageszeit für entsprechende Übungen zwischen 17 und 19 Uhr, weil dann die Niere, der große Energiespeicher, auf ihrem Energiemaximum ist. Dann wird Ihr Körper nicht nur verbrauchte Energie und durch die tiefe Atmung auch Kohlendioxid los (das Mutterorgan der Niere ist die Lunge), sondern Sie ziehen auch den größtmöglichen Nutzen aus Ihren Übungen, weil Sie in der leistungsstärksten Zeit der Niere auf deren Energie zurückgreifen.

Bei Langstreckenflügen kann diese innere Uhr durch die Zeitverschiebung und die dadurch verursachte Störung der Alltagsrhythmen, den Jetlag, ganz schön durcheinander geraten. Wenn Sie in Los Angeles leben und gerade auf Geschäftsreise in London eingetroffen sind, wird Ihr Magen bei einem Zeitunterschied von acht Stunden um 15 Uhr in London plötzlich nach einem herzhaften Frühstück schreien, denn Ihre Magenenergie ist immer noch auf ein Maximum zwischen 7 und 9 Uhr morgens eingestellt – nach kalifornischer Zeit. Mit etwas Glück können Sie Ihren Magen in London mit einem Nachmittagstee und einem leckeren Gurkensandwich besänftigen.

Am nächsten Tag um 7 Uhr morgens versuchen Sie, Ihr riesiges englisches Frühstück hinunterzubekommen, während auf Ihrer inneren Uhr der Dreifache Erwärmer immer noch auf dreiundzwanzig Uhr kalifornische Zeit eingestellt ist und Ihre Meridiane gerade so reguliert, dass Sie das Bedürfnis verspüren, ins Bett zu gehen. Im Inneren Ihres Körpers ist es also „spätabends", während Sie in London gerade auf Ihren mit Spiegeleiern und Würstchen beladenen Teller starren ... und Ihre Augen schwer werden. Genau das hätten Sie sich eigentlich am vorigen Abend um dreiundzwanzig Uhr in London gewünscht, denn da hatte Ihr Dünndarm gerade sein Maximum, die Verdauungssäfte flossen und Ihr Körper war bereit, das Mittagessen zu verdauen, das sie gar nicht einnehmen konnten, weil Sie ja nicht mehr daheim in Kalifornien waren!

Ich hätte in dieser Situation wahrscheinlich ungeachtet aller dadurch hervorgerufenen Blicke anderer einfach um 15 Uhr in London gefrühstückt, denn mein Magen würde genau danach verlangen. Nach einem leichten Abendessen um 19 Uhr, dessen Verdauung durch das Maximum des Herzmeridians unterstützt würde, wäre ich müde genug gewesen, um 21 Uhr Londoner Zeit ins Bett zu gehen. Während meines Schlafes würde das Maximum des Dünndarms nach kalifornischer Zeit die Verdauung sowohl meines Frühstücks am Nachmittag als auch die des leichten Abendessens fördern. Um das alles herauszubekommen, müsste ich nur ein wenig rechnen. Mit einer schönen langen Nachtruhe würde sich meine innere Uhr dann am nächsten Tag auf die Londoner Zeit umgestellt haben.

Notieren Sie sich einmal Ihre energetischen Hochphasen und Tiefpunkte und versuchen Sie, darin ein Muster Ihres Energieflusses von Organ zu Organ zu erkennen. Oder beobachten Sie, wie sich Ihre körperlichen Beschwerden im Verlauf eines Tages verändern. Studieren Sie den Austausch zwischen Mutter- und Kindenergie – Yin und Yang – und sehen Sie einmal, ob Sie dem irgendwelche Hinweise auf physische Probleme mit bestimmten Organen entnehmen können, die Sie vielleicht haben.

Gefühle und Körper

Der Aufstellung der Zuordnungen zu Yin und Yang auf der Seite 24 werden Sie entnommen haben, dass auch die Körperorgane in männliche (Yang) und weibliche (Yin) unterteilt werden. Jedes weibliche Organ in unserem Körper ist wiederum mit einem Gefühl verknüpft und das jeweilige Organ ist auch für unseren Umgang mit diesem Gefühl verantwortlich. Es verarbeitet oder „verdaut" das Gefühl sozusagen, setzt es frei oder löst es. Gedanken und die Kraft des Geistes können eine erstaunlich starke und positive oder eine verheerend negative Wirkung auf unser körperliches Wohlbefinden ausüben und eine körperliche Krankheit kann tatsächlich ihren Ausgangspunkt in einem emotionalen Ungleichgewicht haben.

Die Leber wird beispielsweise mit Wut in Verbindung gebracht. Wenn wir Wut unterdrücken, schlägt uns das auf die Leber. Eine Person, die den unbewussten Wunsch verspürt, ihre Wut zu betäuben, kann dadurch veranlasst werden, zu trinken. Die Wirkungen des Alkohols können dann dazu führen, dass der Trinker seine Gefühle nicht mehr so strikt unter Kontrolle hat und diese Wut zu Tage tritt. (Die Gallenblase ist der Partner der Leber und vor allem darum bemüht, die „Kontrolle" aufrechtzuerhalten.) Einige Menschen werden unter dem Einfluss von Alkohol gewalttätig.

Zu Herzinfarkten kommt es häufig nach dem Essen und einem heftigen Familienstreit. Das mit Wut und Kontrolle zusammenhängende Paar Leber/Gallenblase nimmt die Energie von Herz/Dünndarm auf, die eigentlich für die Verdauung benötigt wird. Das Herz muss nämlich für die Verdauung einer großen Mahlzeit dieselbe Menge an Energie bereitstellen wie für einen Spaziergang über anderthalb Kilometer. Leber und Gallenblase entziehen dem Herzen aber in der oben genannten Situation Energie, die Leber braucht diese für die Wut, die

Gallenblase, um die Situation und das Ausmaß der inneren Wut unter Kontrolle zu halten. Auf einer ganz grundsätzlichen Ebene des Überlebens verbietet es sich daher, beim Essen heftig zu streiten.

Angst wird den Nieren zugeordnet. Dieses Gefühl kann sich verfestigen und physisch als Nierensteine zu Tage treten. Viele Frauen, die als Kinder (oder auch als Erwachsene) sexuell missbraucht wurden, haben ihr ganzes Leben lang mit Blasen- und Niereninfektionen zu tun. Die mit dem Missbrauch verbundene Angst manifestiert sich in diesem Bereich des Körpers. Scham oder Schuldgefühle verbinden sich auf der körperlichen Ebene mit den Geschlechtsorganen und sammeln sich dort an, was häufig zu Problemen bei der Menstruation, zu Zysten, Unfruchtbarkeit oder Tumoren führt. Schuldgefühle sind oft das Ergebnis einer gegen sich selbst gerichteten Wut.

Da die Lunge mit Kummer verknüpft wird, setzt sich eine tiefe Trauer, die nicht durch Weinen gelöst wird, in diesem Organ fest und wird mit der Zeit zunehmen. Eine Klientin von mir hatte nie den einige Jahre zurückliegenden Tod ihres Ehemannes betrauert. Da ihr Kummer keinen Ausdruck fand, begann die Frau, Atembeschwerden zu entwickeln. Schließlich tauchte im rechten Lungenflügel eine tumorverdächtige Stelle auf. Ihr wurde gesagt, sie müsste sich einer Biopsie unterziehen. Am Samstag vor dem Termin der geplanten Biopsie hatte die Frau bei mir eine dreistündige Aurikulotherapiesitzung, bei der wir alle Lungenpunkte an ihrem Ohr bearbeiteten. Während dieser Sitzung weinte sie und schluchzte, betrauerte das Dahinscheiden ihres Mannes und sprach über ihre Einsamkeit ohne ihn. Am darauf folgenden Dienstag ging sie dann zur Biopsie, doch eine Voruntersuchung vor dem chirurgischen Eingriff ergab, dass die verdächtige Stelle in der Lunge nicht mehr zu finden war.

Die Gallenblase hat, wie bereits erwähnt, etwas mit Kontrolle zu tun. Das kann alle Situationen umfassen, in denen jemand kontrolliert wird, selbst Kontrolle ausübt oder außer Kontrolle gerät. Häufig haben Patientinnen, denen die Gallenblasen entfernt wurden, das Gefühl, die Kontrolle über ihr Leben verloren zu haben.

Die Milz verarbeitet übermäßige Sorge, Erinnerungen und innere Unruhe. Die andere Hälfte der Milz, die Bauchspeicheldrüse oder das Pankreas, steht mit Gefühlen des Bedauerns oder auch mit Angst in Verbindung. Wer dauernd bei vergangenen Dingen verweilt und über das nachdenkt, was einmal getan oder unterlassen wurde oder besser gewesen wäre, fällt gleichzeitig ununterbrochen Urteile über sich. Normalerweise gehen wir dabei so hart mit uns ins Gericht, dass ein Meridian dadurch geschwächt werden kann. Wir beschäftigen uns ja nur noch mit Energie, die bereits vergeudet wurde. Hören wir doch endlich auf, den alten „Hätte-könnte-sollte-Blues" zu singen! Wir können doch aus der Vergangenheit lernen!

Herz und Perikard (Herzbeutel) reagieren auf Schock, Verletzungen und übermäßige Freude. Ein Beispiel soll das erläutern.

Jane überraschte ihren Mann dabei, wie er sie gerade mit einer Freundin betrog. Schon auf dem Heimweg verspürte Jane an jenem Tag Übelkeit. Ihr Bauch fühlte sich an, als versuchte sie, Zement zu verdauen. Je näher sie ihrem Zuhause kam, desto stärker wurde ihre Übelkeit. Als sie dann vor der Tür stand, zitterte ihre Hand so sehr, dass sie kaum den Schlüssel ins Schloss stecken konnte. Ihr Herz klopfte wie wild. Intuitiv wusste sie, was sie erwartete und so war es auch: Ihr Mann und ihre Freundin lagen nackt im Licht der Nachmittagssonne.

Das erste Mal in ihrem Leben hielt Jane ihre Gefühle nicht zurück, schrie die beiden hemmungslos zusammen und fuhr dann zu ihrem Therapeuten, in dessen Praxis sie sich über eine Stunde lang ausheulte.

Schließlich schaute sie ihr Therapeut an und sagte: „Ich möchte, dass Sie bei Ihrer Wut über die beiden bleiben, wenn Sie jetzt nach Hause fahren." Für Jane war es überaus verwirrend, von jemandem die Erlaubnis zu bekommen, wütend zu sein, doch sie befolgte den Rat.

Fünf Monate dauerte es, bis ihr Schmerz über das traumatische Erlebnis nachließ. Das Trauma und die nachfolgende Zeit emotionaler Belastungen hatten ihr Herz sehr geschwächt. Als sie damals durch die Haustür gekommen war, hatten ihre Beine gezittert vor Angst, die durch ihren Nierenmeridian strömte, ihre Arme zitterten von der Energie, die in diesem Moment durch den Herzmeridian aus ihrem Körper austrat, ihr „brach" tatsächlich das Herz. Ihr Körper glühte förmlich durch die Wut in ihrem Lebermeridian, als ihr der Kragen platzte und sie sich Luft machte. Diese extreme Belastung strapazierte ihren Körper so sehr, weil drei ihrer wichtigen Meridiane, nämlich der Nieren-, der Leber- und der Herzmeridian sich dabei fast völlig entleerten.

Eine wichtige Ursache für Stress ist die Distanz zwischen dem, woran wir unseren Worten nach glauben und dem, was wir tatsächlich leben.

Wenn Sie beispielsweise sagen, Sie halten viel von Monogamie, aber der Mann, den Sie lieben und mit dem Sie zusammenleben, gibt sich auch mit anderen Frauen ab, wie wird sich Ihrer Meinung nach dieser innere Aufruhr wohl langfristig auf Ihren Körper auswirken? Die Falten um Ihre Augen herum und Ihr trauriges Gesicht sagen doch alles. Bei Machtkämpfen über Verhaltensmuster geht es immer auch um einen emotionalen Missbrauch, was Auswirkungen auf Ihre Geschlechtsorgane und auf Ihren Unterleib hat.

Dieser tägliche Verrat an unseren persönlichen Glaubenssystemen bringt uns um. Auf zellulärer Ebene führt das zu energetischem Chaos. Und wessen Glaubenssysteme sind das überhaupt? Die unserer Eltern, eines Onkels, der Kirche? Leben Sie in Übereinstimmung mit dem, was Ihr Herz möchte? Schreit Ihr Herz danach, im Einklang mit der Natur im Wald zu leben, aber wohnen Sie tatsächlich in einem Hochhaus in der Stadt? Die neunziger Jahre verlangen von uns, unser Leben mit dem in Übereinstimmung zu bringen, was sich unsere Seele wünscht, und das ins Dasein zu bringen.

Die wichtigsten Meridiane für Frauen sind meiner Meinung nach Milz-Pankreas-, Nieren-, Dickdarm-, Gallenblasen- und Lebermeridian.

- Milz-Pankreas regelt alles, was mit der Fortpflanzung zusammenhängt. Mit dem Puls des Milz-Pankreas-Meridians lässt sich eine Schwangerschaft feststellen.
- Die Nieren speichern die Energie im Körper. Haben sie zu wenig Energie, verringert sich auch die Sexualenergie. Jegliches Verlangen fehlt, wir werden nicht feucht, haben das „Heute nicht, Liebling!"-Syndrom. (Bei Männern kann ein schwacher Nierenmeridian zu Impotenz führen.)
- Der Dickdarm spielt eine wichtige Rolle, wenn es darum geht, behindernde Gedanken aufzulösen und damit eine Art Verstopfung des Denkens zu beseitigen. Die gesamte Geschichte hindurch wurden Frauen von Männern gezwungen, den Mund zu halten. Sie konnten ihre Meinung nicht frei äußern und wenn doch, wurde dem häufig keine Beachtung geschenkt; ihre Gedanken konnten somit nicht frei fließen.
- Die Gallenblase steuert alles, was mit dem Thema Kontrolle zu tun hat. Frauen wurden seit Generationen von der Gesellschaft kontrolliert.
- Die Leber verarbeitet Wut und unser Geschlecht muss sich natürlich mit einer Menge unterdrückter Wut auseinandersetzen, ob wir das nun gern zugeben oder nicht.

Jahrhundertelang wurden Frauen von Männern kontrolliert und das hat sich auf unsere Art, uns zu kleiden, zu sitzen, zu sprechen und zu denken ausgewirkt. Frauen hielt man im Allgemeinen nur für einige wenige Funktionen für unerlässlich, die sich an einer Hand abzählen lassen. Viele Frauen haben ihre Wut und ihre Frustration unterdrückt und haben das Gefühl, kontrolliert zu werden, ihr Leben nicht selbst in die Hand nehmen zu können oder nicht in der Lage zu sein, zu tun, was sie tun wollen. Auf der Abbildung der fünf Elemente liegt Gallenblase/Leber genau gegenüber von Milz-Pankreas/Magen. Bei übermäßiger Kontrolle und unterdrückter Wut über einen längeren Zeitraum hinweg können sich daher Probleme im Bereich der Fortpflanzungs- oder der Geschlechtsorgane einstellen: Tumore, Zysten, Unfruchtbarkeit, eine schlechte oder verlangsamte Flüssigkeitsausscheidung, weicher Stuhlgang, eine Schwächung des Immunsystems, ein erschöpfter und schwerer Körper sind die Folgen eines Ungleichgewichts im Milz-Pankreas-Meridian. Arthritis (eine Krankheit, bei der man Wut festhält), Allergien, Augenprobleme, Verdauungsstörungen, weiche Fingernägel, Depressionen, Gewichtszunahme, Jucken und eine starke Neigung zu Blutergüssen stehen mit einer schwachen Leberenergie in Zusammenhang.

Eines Tages kam einmal eine Freundin zu mir und meinte, sie könnte einfach nicht verstehen, wie sich ihr Gesundheitszustand so rapide hatte verschlechtern können. Als ich sie bat, mir zu erzählen, was in ihrem Leben passiert war, sagte sie, sie hätte gerade eine sehr schwierige Scheidung hinter sich gebracht, bei der sie die ganze Zeit das Gefühl hatte, ihrem Mann ausgeliefert zu sein und von ihm kontrolliert zu werden (Gallenblasenmeridian). Sie war wütend, fühlte sich hilflos und ohnmächtig, hatte Zysten an einem Eierstock und in ihrem Uterus Bindegewebstumore entwickelt (Milz-Pankreas-Meridian), litt unter Appetitlosigkeit (Anorexie) und hatte ein Magengeschwür (der Magenmeridian ist der energetische Partner des Milz-Pankreas-Meridians). Schauen Sie sich doch daraufhin in der Darstellung des Zyklus der Kontrolle auf Seite 38 den Verlauf an, in dem den Organen Energie entzogen wird. Ich fragte meine Freundin als Erstes, ob sie an Nieren- oder Blasenbeschwerden litt. „Nein", antwortete sie rasch, „aber vor kurzem hatte ich Gerstenkörner in den Augen." Diese Äußerung verwirrte sie, weil sie nicht wusste, warum sie mir das eigentlich gesagt hatte. Doch ihre Intuition hatte mir eine Information geben wollen, die sie auf der bewussten Ebene nicht verstand. Einer der interessanten Aspekte der chinesischen Medizin ist zweifellos die Auffassung, dass es Stellen am Körper gibt, die mit einzelnen Organen in Verbindung stehen, obwohl sie nicht in deren Nähe liegen, und an denen Symptome für ein gestörtes Gleichgewicht des jeweiligen Organs zu Tage treten. Das untere Auge ist beispielsweise mit den Nieren verknüpft.

Obwohl diese Frau bei einem Arzt der chinesischen Medizin mit Kräutertees und Akupunktur behandelt wurde und sich die Anzahl ihrer Zysten und Bindegewebstumore in sechs Monaten um sechzig Prozent vermindert hatte, entschied sie schließlich, sich die Gebärmutter entfernen zu lassen. Gegenwärtig lebt sie in einer neuen Beziehung, in der sie genauso stark kontrolliert wird wie in der alten. Häufig kann sie keine Worte für ihre Gefühle finden, denn es wirkt wie eine Zensur, wenn dem neuen Mann in ihrem Leben nicht gefällt, was sie sagt oder er dem keinen Wert beimisst. Ihre Gefühle unterliegen weiterhin extremen Schwankungen. Sie sagt zwar, es ginge ihr gut, nimmt aber ab und ihre Augen tun ihr so weh, dass ich am liebsten für sie weinen würde. Kurz gesagt, sie verweigert sich. Und natürlich kann kein Mensch jemanden zwingen, aus seiner Verweigerung herauszukommen, so sehr die betreffende Person uns auch am Herzen liegen mag.

Nieren haben etwas mit Angst zu tun, Kummer sammelt sich in der Lunge. Als kleine Kinder wollten wir manchmal einfach weinen, aber unsere Eltern ließen das nicht zu. Als Erwachsene verbieten wir uns selbst, zu weinen, weil wir meinen, Erwachsene tun so etwas nicht oder jemand könnte uns dabei beobachten. Wenn wir aber weinen wollen und das nicht tun, gehen die unterdrückten Gefühle in die Lunge. Kleinen Mädchen wird gesagt, sie dürften zwar weinen, aber nicht wütend sein, denn Wut „gehöre sich nicht für eine Dame". Kleinen Jungen sagt man hingegen, sie dürften zwar wütend werden, aber nicht weinen, denn Weinen sei „nicht männlich".

Eine erwachsene Frau wird als Ergebnis dieser Konditionierung vielleicht losbrüllen wollen, wenn sie wütend ist, stattdessen aber in Tränen ausbrechen. Die Wut bleibt dann in ihr stecken, die Tränen sind völlig unangebracht. Um diese unterdrückte Wut nicht spüren zu müssen, wendet sie sich vielleicht dem Alkohol zu. Ein Mann will vielleicht weinen, wurde jedoch seit seiner Kindheit darauf programmiert, das nicht zu tun. Daher brüllt er los oder schlägt um sich mit dem Ergebnis, dass seine Trauer nicht zum Ausdruck kommt und er statt dessen völlig unangebrachte Wut zeigt. Vielleicht fängt er an zu rauchen, um den sich in ihm aufstauenden Kummer nicht fühlen zu müssen.

In beiden Fällen fließt die Energie zwischen Lunge und Leber nicht so, wie sie sollte.

Um unsere tief in uns verwurzelten Gefühle zu unterdrücken, tun wir unserem Körper vieles an: wir rauchen, nehmen Drogen, entwickeln Essstörungen wie Heißhunger, Magersucht oder Bulimie, werden süchtig nach Sex, missbrauchen andere auf körperlicher, sexueller, verbaler oder emotionaler Ebene, werden Alkoholikerinnen, Kleptomaninnen, zwanghafte Lügnerinnen, Einkaufs- oder Spielsüchtige.

Als Gesellschaft und global gesehen befinden wir uns gegenwärtig in einer gefährlichen Lage, deren Ursprünge sich auf unsere Gefühle zurückführen lassen, auf deren Unterdrückung, die emotionalen Löcher, die wir mit anderen Personen oder Dingen zu füllen versuchen und auf Habsucht, Gier, Machtspielchen, Selbstsucht, Egoismus und völlig ichbezogenes Verhalten in globalem Maßstab.

Emotionales Geben und Nehmen

Die folgende Übersicht drückt aus der Sichtweise der chinesischen Heilkunde aus, wie Gefühle unser Wohlbefinden beeinflussen und wie die den Organen und damit den jeweiligen Elementen zugeordneten Gefühle aufeinander einwirken.

Wenn wir voller Gefühle des Bedauerns, übermäßiger Sorge und Erinnerungen stecken, nimmt das mit diesen Gefühlen verbundene Organ – Milz-Pankreas – Energie von den Nieren weg, sodass Vertrauen, Respekt, die Fähigkeit zu entspannen, der Wunsch nach Selbstheilung und Willenskraft unmöglich werden. Dadurch sind Milz und Pankreas nicht in der Lage, Energie an die Lunge zu geben, was Gier, Eifersucht, Stolz, Egoismus, Neid, Selbstmitleid, Mangelgefühle und Verzagtheit zur Folge haben kann.

Bei Trauer und Kummer nimmt die Lunge Energie von der Leber weg, sodass das Geltendmachen der eigenen Rechte und Motivation unmöglich werden. Dadurch ist die Lunge nicht in der Lage, Energie an die Niere zu geben, woraus Panik, Paranoia, Misstrauen, Minderwertigkeits- oder Überheblichkeitsgefühle entstehen können.

Wenn Angst und Schrecken uns an die Nieren gehen, nimmt die Niere Energie vom Herzen weg, sodass Freude, Selbstvertrauen, Mitgefühl und Liebe nicht empfunden werden können. Dadurch ist die Niere nicht in der Lage, Energie an die Leber zu geben, was zu Selbstanklagen, Schuldgefühlen, Langeweile, Impotenz, Frigidität, Groll, Verbitterung, Depressionen und fehlender Motivation führen kann.

Eine Leber, die voller Wut steckt, nimmt Energie von Milz und Pankreas weg, sodass Sympathie und Empathie nicht empfunden werden können. Dadurch ist die Leber nicht in der Lage, dem Herzen Energie zu geben, woraus Verzweiflung, Selbstzweifel, Depressionen, Hoffnungslosigkeit, Nervosität oder Hysterie resultieren können.

Ein verletztes, schockiertes und verschlossenes Herz nimmt Energie von der Lunge weg, woraufhin Trauer, Loslassen und Offenheit nicht mehr möglich sind. Dadurch ist das Herz nicht in der Lage, Milz und Pankreas Energie zu geben und Sorgen, Vergesslichkeit, geistige Müdigkeit, Konzentrationsmangel, Zwangsneurosen und Gleichgültigkeit können die Folge sein.

Hilft Ihnen irgendeine der oben stehenden Informationen dabei, bei sich ein emotionales Ungleichgewicht zu erkennen? Nehmen Sie ein besonders einschneidendes Erlebnis in Ihrem Leben und beschreiben Sie die dabei empfundenen Gefühle. Vergleichen Sie diese Gefühle dann einmal mit körperlichen Krankheiten, die Sie irgendwann gehabt haben. Welche Organe waren davon betroffen? Können Sie in der Abfolge Ihrer Krankheiten ein bestimmtes Muster erkennen?

Als Kinder wurde den meisten von uns nicht beigebracht, einen guten Kontakt zu unserem Körper zu haben, von unseren Organen ganz zu schweigen. Die hier präsentierten Vorstellungen sind vielleicht für einige etwas gewöhnungsbedürftig. Ich kann Ihnen jedoch versichern, dass Sie zu einem ganz neuen Verständnis Ihres Körpers gelangen werden, sobald Sie mit den gegenseitigen Verbindungen der Organe und der Gefühlszustände, die von diesen Organen gesteuert werden, vertraut sind.

Die Fünf-Elemente-Lehre zur Diagnose von Krankheiten

Im letzten Kapitel haben wir uns die Wirkungen angesehen, die ein emotionales Ungleichgewicht auf den Körper haben kann. An dieser Stelle wollen wir die physischen und psychischen Funktionen betrachten, die mit jedem Organ verknüpft sind. Gefühle haben ihren Ausgangspunkt in der rechten Hirnhälfte, die die linke, die Yin-Seite des Körpers kontrolliert. Gedanken und geistige Aktivitäten werden mit der linken Hirnhälfte in Verbindung gebracht, die die rechte (Yang-)Seite des Körpers unter Kontrolle hat. Wenn es zu einem emotionalen und energetischen Ungleichgewicht kommt, werden auch die psychischen Funktionen beeinträchtigt.

Die Erdorgane Milz-Pankreas und Magen

Sekrete der BAUCHSPEICHELDRÜSE (PANKREAS) gelangen in den Dünndarm und sind dort für die Verdauung von Eiweißen, Fetten und Kohlenhydraten zuständig. Die Langerhans-Inseln – differenzierte Zellgruppen innerhalb des Pankreas – erzeugen die Hormone Insulin und Glukagon. Für die Ernährung unseres Körpers ist die Bauchspeicheldrüse von lebenswichtiger Bedeutung.

Ein aus dem Gleichgewicht geratener Energiefluss in der Bauchspeicheldrüse kann sich körperlich in einer schwachen Muskulatur, bleichen und trockenen Lippen und trockenem Mund, verringertem Geschmacksempfinden, geschwollenen Knien und Oberschenkeln, Rülpsen, Diabetes und einer gespannten Bauchdecke manifestieren. Der Körper fühlt sich schwer und schwach an und tut überall weh. Auch der Speichel wird mit der Bauchspeicheldrüse in Zusammenhang gebracht.

Die MILZ entfernt tote rote Blutkörperchen aus dem Blut und bildet Antikörper, die giftige Bakterien daran hindern, uns zu schaden. Die Milz ist für den Gesamtzustand unseres Immunsystems verantwortlich. Sie verteilt die im Magen aus der Nahrung gewonnene Energie, unterstützt die

Speichelproduktion und entscheidet über den Zustand der Lippen.

Ein aus dem Gleichgewicht geratener Energiefluss in der Milz kann zu klebrigem Stuhl, starkem Verlangen nach Zucker, Durchfall, Trägheit, dem Bedürfnis nach Schlaf oder zu häufigem Hinlegen, Gelenkschmerzen, seltenem Wasserlassen, Verstopfung, Appetitproblemen, blasser Haut, Verminderung des Blutzuckergehaltes, Schmerzen oder Beschwerden im großen Zeh, Übelkeit nach dem Essen, geschwollenem Bauch, Blähungen, Gedächtnisverlust und einem schweren, schmerzhaften Gefühl in den Beinen führen.

Die Milz unterstützt energetisch die psychischen Funktionen aller anderen Meridiane.

Der MAGEN übernimmt die Verdauung. Ohne einen gut funktionierenden Magen und die effektive Entnahme von Nährstoffen wird der gesamte Körper in kürzester Zeit Probleme bekommen. Auch die Speicheldrüsen werden vom Magen beeinflusst. Wenn wir erbrechen, kehrt sich die Magenenergie um und fließt wieder zurück (bzw. aufwärts).

Ein aus dem Gleichgewicht geratener Energiefluss im Magen kann sich in wunden Stellen an den Lippen und im Mund, geschwollenem Zahnfleisch, Nasenbluten, einer laufenden oder verstopften Nase, dunklen Flecken im Gesicht, Rastlosigkeit, häufigem Gähnen, Gedanken ans Essen, Schmerzen beim Schlucken aufgrund einer geschwollenen Speiseröhre, Schreckhaftigkeit, Mundgeruch, Krämpfen in den Beinen, einem unangenehmen, tauben Gefühl im zweiten Zeh, einer gespannten Bauchdecke, Heißhunger, starkem Durst, Appetitlosigkeit (Anorexie), dunkelgelbem Urin, Arbeitssucht und asozialem Verhalten äußern.

Die geistig-psychische Funktion des Magenmeridians wirkt sich auf den Prozess des gedanklichen „Verdauens" und Verarbeitens aus.

Die Metallorgane Lunge und Dickdarm

Die LUNGE steuert unsere Atmung. Sie nimmt die in der Atemluft enthaltene Energie (aus dem Himmel) auf und entzieht ihr Sauerstoff, um damit unser Blut anzureichern. Der Lunge werden Haut und Körperhaare zugeordnet, beides reguliert die Körpertemperatur bei starker Kälte oder Hitze; ansonsten wird die Lunge noch mit Schleim, der Nase und dem Geruchssinn in Verbindung gebracht.

Ein aus dem Gleichgewicht geratener Energiefluss in der Lunge kann zum Verlust des Geruchssinns führen, zu Schlaflosigkeit, Anfälligkeit für Husten und Erkältungen, geräuschvollem und von Durchfall begleitetem Stuhlgang, erhöhter Temperatur am Nachmittag, Verlust der Stimme, übermäßiger Verschleimung, feuchten Träumen, Klaustrophobie (Platzangst), geringer Harnmenge verbunden mit starkem Harndrang, kalten Gliedern oder heißen Handflächen, Schmerzen im oberen Rücken und in den Armen, schwachen Daumen und zu einem übermäßig starken Geschlechtstrieb.

Die Lunge hat auf der psychischen Ebene die Funktion, gute Gedanken aufzunehmen.

Der DICKDARM beseitigt die Überreste des Verdauungsprozesses. Anhaltende Verstopfung führt zur Bildung von Giftstoffen, die den gesamten Körper belasten.

Ein aus dem Gleichgewicht geratener Energiefluss im Dickdarm kann sich als Schmerzen in den Armen und Schultern manifestieren, als Nasenbluten, Zahnschmerzen und Zahnfleischbeschwerden, Verstopfung, Durchfall, Verlust der Stimme, Unfähigkeit zur Freude, Frösteln, entzündeter Hals, orangefarbener Urin, übermäßiger Durst bei trockenem Mund, Schwindelgefühle, gespannte Bauchdecke, entzündete oder juckende Stellen am Zeigefinger, eine trübselige und finstere Lebensanschauung und ein auch nach dem Aufwärmen weiterbestehendes Kältegefühl.

Der Dickdarm ist im Bereich der Psyche für die Beseitigung hinderlicher Gedanken zuständig.

Die Wasserorgane Niere und Blase

Die NIEREN speichern alle überschüssige Energie und verteilen sie im Bedarfsfall an die Organe, die sie brauchen. Auf dieser gespeicherten Energie (Jing) beruht die Fähigkeit der Hoden und Eierstöcke, Sperma bzw. Eizellen zu produzieren. Ein Mangel an Nierenenergie ist gleichbedeutend mit einem Mangel an Sexualenergie. Die Nieren werden auch mit den Ohren und mit dem Hören in Verbindung gebracht, ferner mit Knochen und dem die roten Blutkörperchen bildenden Knochenmark, mit dem Gehirn, der Nebenniere und der Nebenschilddrüse. Die Nieren regeln den Salzhaushalt der Blutflüssigkeit und filtern Substanzen aus dem Blut heraus, die nach der Verdauung nicht mehr benötigt werden.

Ein aus dem Gleichgewicht geratener Energiefluss in den Nieren kann zu einer erstaunlichen Vielfalt von Beschwerden führen: Hunger in Verbindung mit Appetitlosigkeit, unregelmäßige Regelblutung, Heiserkeit, Tinnitus (Klingen oder Pfeifen in den Ohren), Durchfall, verfrühte Senilität, Schmerzen in den Knochen, unruhiger Schlaf, Glatzenbildung, Schläfrigkeit, Schleiersehen, ständige Angst, Angst vor Dunkelheit, Impotenz, Hexenschuss, übermäßiges sexuelles Verlangen, Mangel an Willenskraft, kalte Füße und Beine, Schmerzen in der Fußsohle oder heiße Fußsohlen, unwillkürliches Harnlassen, trockene Zunge und heißer Mund, entzündeter und geschwollener Hals ohne Erkältung oder Husten, Überempfindlichkeit gegenüber Kälte.

Auf der Ebene der Psyche ist die Niere für Aufgeschlossenheit und Klarheit des Denkens zuständig.

Der BLASENMERIDIAN beginnt im inneren Augenwinkel, bewegt sich durch die Stirn, über den Scheitel hinweg, den Rücken hinab, in die Beine hinein bis hinunter in die Füße. Er trägt einen großen Teil dazu bei, dass sich Körper und Geist im Gleichgewicht befinden. Geistige Überanstrengung sammelt sich im Gesäß, im unteren Rücken, zwischen den Schulterblättern und im Nackenbereich an und kann dort heftige Schmerzen verursachen. Im Körper sorgt die Blase für die richtige Flüssigkeitskonzentration und unterstützt die Nierenfunktionen; sie empfängt den von den Nieren erzeugten Urin und scheidet ihn aus.

Wenn der Energiefluss im Bereich der Blase aus dem Gleichgewicht gerät, kann das Schmerzen in den Lenden oder in den kleinen Zehen, klaren Nasenschleimfluss, Blasenreizung oder ein Brennen in der Blase, Wadenkrämpfe oder Muskelzuckungen in den Waden, trockene Augen, hervortretende Augäpfel, Augenschmerzen, trüben Urin, Ischias-, Nervenschmerzen, Narkolepsie, Schmerzen hinter den Kniescheiben, Gleichgewichtsstörungen, Kopfschmerzen an den Augenbrauen und am Scheitel, Bettnässen, unwillkürliches Harnlassen, eine steife Hüfte und angespannte Kniemuskeln hervorrufen.

Bei einem Verkehrsunfall war die Nase meines Vaters zertrümmert worden. Damals war er Anfang zwanzig gewesen. Der Unfall störte den Ausgangspunkt seines Blasen- und Magenmeridians, was im Laufe der Zeit seinen Körper in Mitleidenschaft zog. Als Erstes floss gegen Ende jeder Mahlzeit auf einmal eine klare Flüssigkeit aus seinen Nebenhöhlen. Kurz darauf entwickelte mein Vater Narkolepsie. Dann plagten ihn „ohne erkennbaren Grund" Probleme mit der Hüfte. Im Alter von Mitte sechzig hatte er Blasenkrebs, der sich auf die Nieren ausweitete und elf Jahre später zu seinem Tod führte. Kein allopathischer Arzt war in der Lage, diese körperlichen Beschwerden mit ihrer eigentlichen Ursache – dem energetischen Ungleichgewicht – in Zusammenhang zu bringen. Unglücklicherweise hat er sich auf seiner Suche nach Heilung für seine Leiden nie in die Welt der chinesischen Medizin gewagt.

Im Bereich der Psyche hat die Blase die Funktion, schädliche Vorstellungen zu beseitigen.

Die Holzorgane Leber und Gallenblase

Die LEBER sondert die Gallenflüssigkeit ab, die in ihrem Partnerorgan, der Gallenblase, gespeichert wird. Die Gallenflüssigkeit wird für die Verdauung löslicher Fette, die die Vitamine A, D, E und K enthalten, gebraucht. Das aus dem Magen, der Milz und dem Darm kommende Blut wird in der Leber gefiltert; die Leber hilft ferner bei der Regulierung des Blutzuckerspiegels, indem sie Kohlenhydrate speichert, die sie je nach Bedarf des Körpers als Zucker freisetzt. Verschiedene Giftstoffe, zum Beispiel verschiedene Drogen und Alkohol, werden in der Leber unschädlich gemacht. Die Leber trägt auch zur Steuerung des Zustands bei, in dem sich das Nervensystems befindet und spielt bei allen Hirnfunktionen eine Rolle, die mit Wut, Ärger und Depressionen in Verbindung stehen. (Wenn nichts gegen Depressionen unternommen wird, die über einen zu langen Zeitraum hinweg anhalten, können diese klinisch werden und eine biochemische Ursache haben.)

Ein aus dem Gleichgewicht geratener Energiefluss in der Leber kann dazu führen, dass die betreffende Person unter Allergien leidet, unter sehr weichen oder harten Nägeln, einer Neigung zu Blutergüssen, Schmerzen in den Hoden, prämenstruellen Spannungen, Schwindelanfällen, Reizbarkeit und schlechter Laune, Problemen mit dem großen Zeh, Verdauungsstörungen und Blähungen, schlechter Flüssigkeitsausscheidung, Übersäuerung, Bettnässen, Augenproblemen (einschließlich Schwierigkeiten beim Nach-unten- oder Nach-oben-Schauen), Schlaflosigkeit, extremen Depressionen, Muskelkrämpfen und Muskelzuckungen, einer gelblichen Verfärbung des Weißen im Auge und unter Juckreiz. Ein Ungleichgewicht im Lebermeridian kann auch zu sexuellen Problemen führen, beispielsweise zu einem geschwollenen Penis, Erektionsunfähigkeit oder Dauererektion bei Männern und Orgasmusstörungen bei Frauen. Die Leber „ist der Sitz der menschlichen Seele, die angeblich im Augenblick der Geburt in den Fötus eintritt"[20].

Im Bereich der Psyche ist die Leber für die Voraussicht und Planung zuständig.

Die GALLENBLASE speichert die Gallenflüssigkeit und sondert sie in den Zwölffingerdarm ab (der zum Dünndarm gehört), indem sie sich während der Verdauung zusammenzieht. Bei einer Schwächung der Gallenblase sondert diese nicht genug Flüssigkeit ab, sodass fette oder gebratene Speisen Beschwerden verursachen können.

Ein aus dem Gleichgewicht geratener Energiefluss im Bereich der Gallenblase kann sich als Migräne, bitterer Geschmack im Mund, steife Muskeln und Gelenkschmerzen äußern, ebenso als Schwindelanfälle, Tumore in der Schilddrüse oder der Achselhöhle, Hörprobleme, Kieferschmerzen, Schmerzen in der Rippengegend und im Brustbereich, Jähzorn, Taubheit, schwache Beinsehnen, Augenschmerzen, zarte Knochen, Ischiasbeschwerden, häufiges Seufzen, Schmerzen im kleinen Zeh oder an der Außenseite des Fußes, schwache Beine, Reizbarkeit oder Schüchternheit.

Die psychischen Funktionen der Gallenblase betreffen das Kontrollieren, das Fällen von Entscheidungen und das Urteilsvermögen.

Die Feuerorgane Herz, Dünndarm und Perikard und der Dreifache Erwärmer

Der HERZMERIDIAN steuert alle anderen Meridiane und muss daher sehr kräftig sein, wenn Körper und Gefühle gesund sein wollen. Das Herz pumpt das Blut durch die Adern und reguliert das Blutgefäßsystem. Unsere Seele wohnt im Herzen, unsere geistige Klarheit und die vielen Stimmungen und Gefühle entspringen angeblich dem Herzen.

Wenn der Energiefluss im Bereich des Herzens aus dem Gleichgewicht gerät, kann das Schlaflosigkeit, Hysterie, eine geschwollene Zunge, hohen Blutdruck, eine rote Nase, nächtliche Schweißausbrüche, Hitzewallungen, dunklen Urin, unruhigen Schlaf, kalten Schweiß, Taubheit der Zunge, Schmerzen im Brustbereich, Herzklopfen, eine blasse oder rote Zunge, Schwindelgefühle, einen dumpfen Schmerz in der Brustwarze, Verwirrung, Schmerzen auf der Arminnenseite, Sprachschwierigkeiten oder einen trockenen Mund und Hals hervorrufen.

Das Herz hat die Aufgabe, alle Aspekte der psychischen Funktionen miteinander zu koordinieren.

Der DÜNNDARM nimmt die Nahrung auf, bevor sie in den Dickdarm weiterwandert, steuert den Flüssigkeitsanteil im Kot und reguliert die Wassermenge, die mit dem Kot ausgeschieden oder wieder vom Körper resorbiert wird.

Ein energetisches Ungleichgewicht im Bereich des Dünndarms kann zu einer harten, gespannten Bauchdecke führen, zu rötlichem Urin, Schleimbeutelentzündung, Schulterschmerzen, Kopfschmerzen an den Schläfen, Tinnitus, Unfähigkeit zur Gewichtszunahme, schwachen Armen, Schmerzen im kleinen Finger, Durchfall im Wechsel mit Verstopfung, unverdauten Essensresten im Kot, einem steifen Nacken und verspätetem Einsetzen der Regelblutung. Blut im Urin ist das Ergebnis eines überhitzten Herzens, weil das Herz in diesem Zustand die Regulierung der Flüssigkeitsmengen durch den Dünndarm behindert, was sich negativ auf die Nieren auswirkt.

Der Dünndarm hat im Bereich der Psyche die Funktion, zwischen hinderlichen und förderlichen Gedanken zu unterscheiden.

Das PERIKARD, jener durchlässige Beutel, der das Herz umschließt, ist ungeheuer gleitfähig und geschmeidig, um so beim Herzschlag jede Reibung zu verhindern. Es bietet dem Herz auch emotionalen Schutz, sodass ein schwaches Herz auch auf ein schwaches Perikard hindeutet. Der Perikardmeridian beeinflusst das mit der Sexualität verbundene Gefühlsleben, worauf seine andere Bezeichnung als „Kreislauf-Sexualität-Meridian" zurückzuführen ist. Er steuert die mit der Sexualität zusammenhängenden Funktionen der Nierenenergie und hat etwas mit dem Selbst und mit Herzensbeziehungen zu tun.

Ein aus dem Gleichgewicht geratener Energiefluss im Bereich des Perikards kann sich als heiße Handflächen, steife Arme und Ellenbogen, stumpfe oder trübe Augen, Engegefühle in der Kehle, geschwollene Achselhöhle, hoher Blutdruck, schlechte Verdauung, leichter Schlaf, Ellbogenzuckungen, Herzbeschwerden, exzessives Träumen, Gehirnentzündung, Schmerzen in den Armen, steifer Hals, gespannter Brustkorb, Schmerz im Mittelfinger, rotes Gesicht und rote Brust, fehlende Freude oder fehlende Sexualenergie und unaufhörliches oder gezwungenes Lachen manifestieren. Im Bereich der Psyche stärkt das Perikard das Selbstwertgefühl.

Der DREIFACHE ERWÄRMER reguliert den Energiefluss zwischen allen anderen Meridianen und soll energetisch mit dem Hypothalamus verbunden sein, der die Brücke zwischen den endokrinen Düsen und dem Nervensystem darstellt.

Ein Ungleichgewicht im Dreifachen Erwärmer kann zu Problemen mit sozialen Beziehungen, Schmerzen im Ringfinger, Appetit, Durst, abnormen Blutzuckerkonzentrationen, Schmerzen im unteren Rücken, Halsinfektionen, gespannter Bauchdecke, Erkältungen und Fieber, Gedächtnisverlust, geistiger Verwirrung, Augenschmerzen, einem zusammengepressten Kiefer, Taubheit, Kopfschmerzen an den Schläfen, plötzlichen Stimmungsumschwüngen, kalten Händen und Füßen, Schwierigkeiten beim Harnlassen und Schweißausbrüchen ohne erkennbare Ursache führen. Der Dreifache Erwärmer nährt und stärkt Familienbeziehungen.

Die außerordentlichen Meridiane

Wie bereits zu Beginn des dritten Kapitels erwähnt, werden wir in diesem Buch von den außerordentlichen Meridianen nur das Lenkergefäß (einen Yang-Meridian) und das Konzeptionsgefäß (einen Yin-Meridian) berücksichtigen. Beide Gefäße haben ihre eigenen Punkte am Körper und überschneiden sich mit verschiedenen Hauptmeridianen. Der Begriff „Gefäß" bezieht sich darauf, dass diese Energiebahnen nicht wie die anderen Meridiane im Fluss sind, sondern Energie speichern und den Energiefluss in den anderen Meridianen regulieren, indem sie nach Bedarf Energie an diese abgeben.

Das LENKERGEFÄSS wird den Yang-Meridianen zugeordnet. Es soll den Energiefluss der sechs organzugehörigen Yang-Meridiane steuern: Magen, Dickdarm, Blase, Gallenblase, Dünndarm und Dreifachen Erwärmer, die am Punkt 14 des Lenkergefäßes auf dieses treffen (siehe Seite 34). Das Lenkergefäß ist besonders wichtig, weil es in die Wirbelsäule hineingeht, in das Gehirn führt, dieses nährt und die Qualität der Rückenmarksflüssigkeit bestimmt. Es hat auch eine Verbindung zu den Nieren, die die gesamte Sexualenergie speichern, sodass das Lenkergefäß direkt auf die Geschlechtsfunktionen einwirkt.

Jedes Ungleichgewicht in diesem Gefäß kann zu Störungen im Bereich der geistigen Aktivitäten führen, zu Schwindelgefühlen, Unfruchtbarkeit, Rückenschmerzen, Hämorriden, Verstopfung, akuten Schmerzen beim Stuhlgang, dunkel gefärbtem Urin, Taubheitsgefühlen in den Beinen, Scheidenausfluss, einem Mastdarmvorfall, Durchfall, Epilepsie, vorzeitigem Samenerguss, schlechtem oder sich verschlechterndem Sehen, Gedächtnisverlust, Kopfschmerzen, Herzschmerzen, einem Verlust der Stimme, Gelbfärbung der Augen und des Körpers, einem zusammengepressten Kiefer, Nasenpolypen, Wahnsinn, Schlaflosigkeit, akuter Schläfrigkeit, entzündeten Stellen im Gesicht, Tinnitus, Zahnfleischbluten, einem geschwollenen Gesicht, einer laufenden Nase, Nasenbluten, Impotenz, fehlender Schweißbildung, Schmerzen im Knie, Sabbern, unregelmäßiger Regelblutung und trockener Zunge.

Das KONZEPTIONSGEFÄSS gilt als Yin-Meridian und die drei organbezogenen Yin-Meridiane Leber, Milz-Pankreas und Niere treffen an verschiedenen Punkten auf dieses Gefäß. Es besteht aus zwei Teilabschnitten. Einer verläuft in der Wirbelsäule den Rücken hinauf, der andere vorne am Körper entlang nach oben. Auf seinem Weg den Rücken hoch, stößt das Konzeptionsgefäß auf Punkt 1 des Magenmeridians und Punkt 28 des Lenkergefäßes. Es reguliert den Energiefluss aller Yin-Meridiane, steuert die Schwangerschaft und die Entwicklung des Fötus. Konzeptionsgefäß und Lenkergefäß speichern überschüssige Nierenenergie, die, wenn sich die beiden Gefäße im Gleichgewicht befinden, jeden Monat den Verlauf der Monatsblutung regelt.

Ein Ungleichgewicht im Konzeptionsgefäß kann sich als Unfruchtbarkeit oder unregelmäßige Regelblutung manifestieren, als Ausbleiben der Regel, weißer Scheidenausfluss (Leukorrhö), Jucken oder Anschwellen der Geschlechtsorgane, Gebärmuttervorfall, Durchfall, Samenentleerungen, Schwindelgefühle, dunkler Urin, Ödeme, offene Fontanelle bei Babys, Nasenbluten, Mastdarmvorfall, entzündete Stellen im Mund, Erbrechen, gespannte Bauchdecke, Appetitlosigkeit, Geschmacksverlust, Geruchsverlust, Gelbsucht, Schmerzen im Rücken, Schmerzen im Brustbereich, manische Raserei, Gedächtnisverlust, Verstopfung, Angstschübe oder Panikanfälle, zusammengepresster Kiefer, emotionaler Rückzug, Epilepsie, Herzklopfen und geschwollener Rachenraum.

Um sich seiner körperlichen, psychischen und emotionalen Symptome und der daran beteiligten Organe und Meridiane bewusst zu werden, müssen Sie jeden Tag notieren, wie es um Sie steht. Führen Sie ein entsprechendes Tagebuch oder machen Sie sich kurze Aufzeichnungen, bevor Sie ins Bett gehen:

„Dienstag: Kopfschmerzen um 10 Uhr – Mittagessen mit Susan, erneut Darmkrämpfe – Überstunden gemacht (Redaktionsschluss!) – Schmerzen, die an der Vorderseite des linken Beins herunterlaufen – Heißhunger nach Süßigkeiten – Schwierigkeiten beim Einschlafen."

Tun Sie das, so oft es Ihnen möglich ist. Vergewissern Sie sich, dass Sie auch alles aufschreiben, was Ihnen aufgefallen ist, ganz gleich, ob es sich um körperliche, psychische oder emotionale Dinge handelt. Irgendwann wird ein bestimmtes Muster zu Tage treten. Gehen Sie noch einmal die Liste der Zuordnungen zu den einzelnen Elementen und den mit ihnen verbundenen Meridianen durch (Seite 39 – 40). Beginnen Sie damit, sich Ihre Beziehungen anzuschauen. Welche Organe und welche Meridiane haben etwas mit diesem Bereich zu tun? Welche Elemente? Können Sie irgendein Muster erkennen? Geht es auch bei Änderungen der Symptome immer um die gleichen Meridiane? Schlagen Sie spezifische Symptome im Kapitel über die Selbstbehandlung verschiedener Beschwerden im vierten Teil dieses Buches nach. Welche Meridiane werden mit Ihren Beschwerden in Zusammenhang gebracht?

Stellen Sie fest, dass die meisten Ihrer Eintragungen auf das Element Erde verweisen? Oder auf das Element Wasser? Vielleicht kommen auch zwei Elemente immer wieder vor. Wie viele Ihrer Symptome werden Yang, wie viele Yin zugeordnet?

Schauen Sie sich noch einmal das vierte Kapitel an. Können Sie einen bestimmten Zyklus des Energieflusses entdecken, zu dem Ihre Symptome passen? Bewirkt die Bewegung Ihrer Energie Aufbau oder Zerstörung?

Sie werden eine Weile brauchen, um Ihren Körper vom Standpunkt der chinesischen Medizin aus zu betrachten. Sobald Sie dabei jedoch ein kleines Stück vorangekommen sind, werden sie merken, dass Ihre größten Verbündeten auf dem Weg Ihrer Selbstheilung Ihre Intuition und Ihre Kenntnisse über sich selbst sind.

Das Wesen des Schmerzes – Warum nur tut es weh?

Mit Schmerz kann uns der Körper davor warnen, dass etwas nicht in Ordnung ist und dieses Warnsignal sollten wir nie ignorieren. Es bedeutet, dass wir uns verletzt haben, krank sind oder dass sich ein Ungleichgewicht in einem Meridian als körperliche Beschwerden manifestiert hat.

Ärzte der westlichen – allopathischen – Medizin nennen diese auf energetischen Ursachen beruhenden Schmerzen häufig „psychosomatisch". Mit diesem Wort meinen sie jedoch, dass der Schmerz eigentlich nur in der Vorstellung des Patienten und damit nicht in Wirklichkeit existiert. Nach dem allopathischen Weltbild ist solch ein Schmerz keiner Heilbehandlung zugänglich und wird „von selbst" verschwinden, sobald der Patient aufhört, sich über das „Problem" Sorgen zu machen. Zur Beschwichtigung werden ihm vielleicht noch irgendwelche Medikamente verabreicht, Schmerztabletten oder entzündungshemmende Mittel zum Beispiel.

In der traditionellen chinesischen Medizin hingegen werden alle Schmerzen sehr ernst genommen; und auch Schmerzen lassen sich in Yin und Yang unterteilen. Die jeweilige Zuordnung ist bei der Suche nach dem Organ, das Probleme hat, oder dem mit den Beschwerden zusammenhängenden Meridian sehr hilfreich.

Schmerzen des Yang-Typus

Schmerzen, die mit Yang in Verbindung gebracht werden und auf eine entsprechende Ursache zurückzuführen sind, können kommen und gehen, sind heftig, ungewohnt und treten unvermittelt auf. Durch Druck, Wärme und Bewegung werden sie schlimmer, die Haut kann rot und trocken sein und sich heiß anfühlen. Kälte hat eine lindernde Wirkung, der Schmerz kann von der ursprünglichen Stelle aus durch den Körper wandern. Diese Schmerzen können pochen, klopfen und pulsieren, sich hart anfühlen, sind präzise bestimmbar und klar abzugrenzen, lassen sich häufig an der Körperoberfläche lokalisieren, können anfallsartig auftreten und einem die Luft nehmen.

Je nach Art der damit verbundenen Krankheit gehen die Schmerzen manchmal mit Schlaflosigkeit einher, die von beunruhigenden Gedanken begleitet sein kann. Das Bedürfnis nach einem hellen, sonnigen Zimmer und danach, Dunkelheit zu meiden, kann aufkommen. Der Blick kann unruhig werden und die Neigung haben, herumzuschweifen und zu verschwimmen, der Mund ist häufig trocken und man kann einen Heißhunger auf Salz entwickeln. Weggeschleuderte Bettdecken, lautes Ächzen, Stöhnen und Aufschreien oder andere lautstarke und heftige Wege, den Schmerz auszudrücken, gehören zu Symptomen und Verhaltensmustern, die darauf hindeuten, dass wir es hier mit einem Yang-Problem zu tun haben.

Schmerzen des Yin-Typus

Schmerzen, die mit Yin in Verbindung gebracht werden, neigen dazu, chronisch oder bekannt und alt zu sein. Sie werden durch Kälte verschlimmert, die Haut kann feuchtkalt und klebrig, schwitzig und blass sein. Yin-Schmerzen werden durch Bewegung, Wärme und Druck gelindert, sie bleiben unveränderlich an einer Stelle, dehnen sich normalerweise über einen gewissen Bereich aus, strahlen in die Tiefe, werden als schwer empfunden. Manchmal gehen sie mit blauen Flecken, Blutergüssen oder Schmerzen in den Knochen einher. Die schmerzende Stelle kann sich schlaff und schwammig anfühlen.

Je nach Krankheit werden die Schmerzen von einer Art Tiefschlaf begleitet, in dem Träume und Gedanken vorhanden, aber nur schwer zu fassen sind und normalerweise kaum erinnert werden können. Die Augen sind vielleicht lichtempfindlich, oft halb geschlossen und leblos, der Blick ist starr. Starker Speichelfluss, ein heftiges Verlangen nach Zucker, das Bedürfnis nach strikter Ruhe, die Unfähigkeit, über die Schmerzen oder die Krankheit zu sprechen, Depressionen und Teilnahmslosigkeit sind weitere für diese Art von Schmerzen typische Begleiterscheinungen.

Sobald Sie – so gut es geht – bestimmt haben, ob Ihre Schmerzen eher zum Yin- oder zum Yang-Typus gehören, sollten Sie untersuchen, welches Organ an der schmerzenden Stelle liegt oder welcher Meridian dort verläuft.

Wenden wir uns einigen Beispielen für Schmerzen zu. Warum haben so viele Frauen während ihrer Regelblutung auch noch Schmerzen in den Beinen und Unterleibskrämpfe? Der Uterus liegt doch nicht im Oberschenkel! Ursache für die Schmerzen in den Schenkeln ist jedoch höchstwahrscheinlich eine energetische Blockade auf dem Milz-Pankreas-Meridian. Energie, die eigentlich während der Menstruation freigesetzt werden sollte, bewegt sich wieder zurück und verursacht dadurch häufig sehr reale und Kraft raubende Schmerzen.

Migräne wird in der chinesischen Heilkunde mit der Energie einer übermäßig aktiven Leber in Verbindung gebracht, die traditionell als „aufsteigend" bezeichnet wird. Der Yang-Aspekt des Yin-Organs Leber ist dann im Übermaß vorhanden. Wenn Sie sich einmal den Verlauf des Lebermeridians ansehen (auf Seite 31), werden Sie bemerken, dass er nirgendwo in Kopfnähe verläuft. Doch wo verläuft der Meridian des Partnerorgans der Leber, der Gallenblase (Seite 32)? Zu einem großen Teil im Kopfbereich! Mit welchen anderen Körperteilen steht die Leber in Verbindung? Mit den Augen. Migräne wird normalerweise von Schwindelgefühlen und Schleiersehen und häufig auch von Übelkeit begleitet. Der Schmerz wird gewöhnlich als pulsierend oder klopfend wahrgenommen.

Hämorriden werden häufig durch Energiemangel im Milz-Pankreas-Meridian verursacht. Um dem entgegenzuwirken, sollten wir die Milz-Pankreas-Energie verstärken. Das können wir durch Akupressur, Akupunktur oder einen Wechsel der Ernährung tun. Vier Süßkartoffeln am Tag reichen schon aus, um dieses Organ sehr positiv zu beeinflussen, was sich in einer Steigerung der Energie des Milz-Pankreas-Meridians ausdrückt und sich damit auch auf die Hämorriden auswirkt. Die westliche Medizin würde niemals die Milz mit Hämorriden in Verbindung bringen, geschweige denn in diesem Zusammenhang auf Süßkartoffeln kommen und stattdessen wahrscheinlich auf einen chirurgischen Eingriff zurückgreifen, um das Problem zu bewältigen.

Diese drei einfachen Beispiele sollen erläutern, dass Schmerzen, deren Ursachen die westliche Medizin bisher kaum erfasst hat, durch Methoden der chinesischen Medizin behandelt werden können.

Vergewissern Sie sich, dass Sie bei Ihren täglichen Aufzeichnungen Ihrer Symptome für die Selbstdiagnose auch Schmerzen und schmerzhafte Empfindungen berücksichtigen. Welcher Meridian verläuft durch die schmerzende Stelle? Tauchen bei Ihnen gleichzeitig Schmerzen an verschiedenen Stellen des Körpers auf? Welche Meridiane sind damit verbunden? Wann treten die Schmerzen auf – in der Yin-Zeit des Tages oder in der Yang-Zeit?

Ich weiß, dass für viele von Ihnen die Aufforderung, sich mit Selbstdiagnose zu beschäftigen, eine radikale Änderung im Zugang zu Krankheit und Gesundheit darstellt. Es ist die erste Phase eines Prozesses, bei dem Sie Ihre Macht über Ihren eigenen Körper wiedergewinnen und selbst die Verantwortung für Ihr Wohlbefinden übernehmen können. Wenn sich Ihre Fähigkeiten zur Selbstdiagnose verbessern, werden langsam, aber sicher Symptome, die zunächst zufällig und isoliert aufzutreten scheinen, sich wie die Einzelteile eines Puzzles zu einem sinnvollen Gesamtbild zusammensetzen lassen.

Lernen Sie sich selbst kennen!

Im täglichen Leben auf die traditionellen Zuordnungen der fünf Elemente zu achten, ist für das Aufzeichnen dessen, was sich wirklich in uns abspielt, von großer Wichtigkeit. Ist ein Energiefluss aus dem Gleichgewicht geraten und hat daher entweder zu viel oder zu wenig Energie, wird es uns bei unserem Streben nach Freiheit von Krankheiten und gesundheitlichen Beschwerden sehr zugute kommen, unserem Körper Aufmerksamkeit zu schenken, Geschmacksempfindungen, Gerüche und Gefühle wahrzunehmen sowie auf Nahrungsmittel, Kräuter und Gewürze zu achten.

Wenn Sie sich die Aufstellungen auf den Seiten 39 – 40 mit den traditionellen Zuordnungen der fünf Elemente noch einmal ansehen, werden Sie erkennen, welche Nahrungsmittel einem bestimmten Organpaar dabei helfen können, gesund zu werden und auf welche Nahrungsmitteln Sie besser verzichten sollten, falls in einem bestimmten Organ ein starkes energetisches Ungleichgewicht vorhanden ist.

Wollen Sie Ihren natürlichen Strukturen auf die Spur kommen, ist es auch wichtig, die Mondphasen in Ihre Aufzeichnungen mit einzubeziehen. Jedes der fünf Elemente wird nämlich von einer bestimmten Mondphase beherrscht. Wie geht es Ihnen bei Vollmond? Der Vollmond herrscht über die Feuerorgane, die den Erdorganen Energie geben, die wiederum die Wasserorgane kontrollieren. Haben Sie Heißhunger auf Reis oder Äpfel oder Hühnchen oder Datteln? Haben Sie einen bitteren Geschmack im Mund? Würden Sie am liebsten in den Winterschlaf fallen? Sind sie um Neumond herum immer besonders ängstlich? Bei diesem Beispiel deuten alle erwähnten Merkmale auf die zum Element Wasser gehörenden Organe. In welchem Zustand befindet sich Ihr Nierenmeridian? Vielleicht sollten Sie dunkelblaue oder schwarze Kleidung tragen, um diese Mondphase zu überstehen und den Energiefluss in Ihren Meridianen zu unterstützen.

Haben Sie Probleme mit der Leber? Merken Sie gerade, wie eine alte Wut in Ihnen hochkriecht? Nun, gehen Sie in den Wald oder ins Gebirge, irgendwohin, wo Sie ganz für sich sein können, kurbeln Sie die Fenster ihres Autos hoch und brüllen Sie zwischen 1 und 3 Uhr nachts zur Hauptfunktionszeit der Leber oder zwischen 13 und 15 Uhr zur Zeit ihres energetischen Minimums alles aus sich heraus.

Macht Ihnen Ihr Herz Sorgen? Lachen Sie zur Mittagszeit zwischen 11 und 13 Uhr oder nachts zwischen 23 und 1 Uhr. Haben Sie Ärger mit den Erdorganen, Ihrer Milz, der Bauchspeicheldrüse oder dem Magen, vielleicht auch mit Ihrem Immunsystem? Dann singen Sie doch in der Zeit von 9 bis 11 Uhr morgens oder von 21 bis 23 Uhr abends, oder trällern Sie sich in der Dusche zwischen 7 und 9 Uhr in den Morgen oder zwischen 19 und 21 Uhr in die Nacht hinein. Die durch den Körper schwingenden, in ihn eindringenden und aus ihm heraus klingenden Töne haben eine große Heilwirkung.

Yogis stimmen ihre langen, monotonen Gesänge nicht zum Vergnügen an oder weil sie mit ihrer Zeit nichts Besseres anzufangen wissen. Sie lassen bestimmte Töne erklingen (wie das Mantra OM oder die Vokale A-E-I-O-U mit so tiefer Stimme wie möglich), weil sie dadurch ihr Inneres auf ein höheres spirituelles Niveau einstimmen wollen. Waren Sie schon einmal auf einem Rockkonzert, in dem die Musik so laut war, dass Sie spürten, wie die Töne in Ihnen herumhüpften und ihr Körper allmählich innerlich im stampfenden Rhythmus des Schlagzeugs mitdröhnte, klopfte und pulsierte? Lesen Sie sich die Informationen zu den traditionellen Zuordnungen auf den Seiten 39 – 40 noch einmal durch, lassen Sie sie in Ihr Unterbewusstsein und den Bereich Ihrer Intuition sinken und wenden Sie dieses Wissen auf alle Aspekte Ihres täglichen Lebens an. Schreien, singen, lachen, stöhnen, seufzen, weinen oder jammern Sie sich Ihren Weg zur Gesundheit und leiten Sie dadurch die unerwünschte und schädliche Energie aus, die in Ihren Organen gespeichert wird!

Kommen Sie sich selbst auf die Schliche, seien Sie die Detektivin, die hinter sich selbst her ist, Ihre eigene Kartografin, die alle Ungleichgewichte in Ihrem Körper verzeichnet. Wann waren Sie krank oder mussten sich Operationen unterziehen? Welches Organ war betroffen? Folgte die Krankheit auf ein traumatisches Ereignis in Ihrem Leben? Welche Seite Ihres Körpers war betroffen? Mit welchem Fuß sind Sie immer wieder gegen Möbel gestoßen? Welchen Knöchel haben Sie sich immer wieder verstaucht? Was versucht Ihr Körper, Ihnen zu sagen? Sagt er vielleicht: „Muss ich erst so krank werden, damit du merkst, was du dir und mir, deinem Körper, antust?"

Halten Sie stets ein Tagebuch griffbereit und beginnen Sie, Ihr ganzes Leben mit den Augen der fünf Elemente zu betrachten. Gehen Sie noch einmal die Krankheiten durch, die Sie, Ihre Eltern oder Ihre Großeltern hatten. Was versuchen Ihnen Ihre Träume über Ihren gegenwärtigen Gesundheitszustand oder das Leben Ihrer Ahnen mitzuteilen?

Sobald ich etwas über mich begriffen habe, also beispielsweise die Ursachen eines destruktiven Verhaltensmusters erkenne, vollzieht sich mit diesem Verständnis mein erster Schritt in Richtung Ganzheit und Gesundheit. Warum wurde ich früher nur so stark von Männern angezogen, die mich letztendlich betrogen haben und mit denen ich so viel Schmerz erlitt? Was hat dieser Schmerz mir dauernd zu sagen versucht; was war der eigentliche Grund dafür? War das ein Schmerz, der noch von Ereignissen aus meiner Kindheit herrührte oder hatte er seine Wurzeln in einer gar nicht so weit zurückliegenden Situation? Warum habe ich manchmal mein intuitives Gefühl, meine Ahnungen, mein Wissen verworfen? Wann ist Geduld keine Tugend mehr, sondern schadet meinem Wesen?

Wenn Ihre in den Tiefen Ihres Geistes verborgene Seele begreift, was mit Ihnen los ist, dann wird das der Kopf auch tun. Und erst, wenn es auch Ihr Kopf begriffen hat, kann er dem Körper die heilenden Botschaften zukommen lassen, denn dann kennen Sie endlich die Ursache eines Problems oder einer Krankheit.

Teil II
Die 24 verbotenen Schwangerschaftspunkte

Eine neue Perspektive für die Frau

An dieser Stelle werden Sie allmählich erkennen, dass der Körper ein System miteinander verbundener Energien ist, die agieren, aufeinander reagieren und sich gegenseitig beeinflussen und dass Körper, Geist und Seele zusammenkommen und sich vereinigen, um die ganze Frau zu bilden. Wir beginnen zu verstehen, dass die Körperenergie unaufhörlich fließt und sich fortwährend verwandelt und dass sich diese in den Meridianen fließenden Energien in einem Zustand sich ständig verändernder Ursachen und Wirkungen, Aktionen und Reaktionen befinden und eine eigene innere Uhr besitzen. Was immer auch auf uns einwirkt – die Nahrung, die wir essen, der Stress auf der Arbeit – wird von unseren inneren Organen und den Meridianen aufgenommen und verarbeitet. Dieses holistische Konzept, das besagt, dass es einen stetigen Austausch von fließenden Energien zwischen Körper, Geist und Gefühlen gibt, ist der Schlüssel zur Arbeit mit dem Heilsystem der verbotenen Schwangerschaftspunkte, das in diesem Teil des Buches vorgestellt wird.

Weil die Menstruation ein einmaliger und besonderer Aspekt des Weiblichen ist, wissen die meisten Frauen – wenn nicht im Kopf, so doch intuitiv oder instinktiv – dass Körper, Geist und Gefühle in Wechselbeziehung zueinander stehen. Krämpfe, Schlaflosigkeit, Erschöpfung, Schweregefühle, Schwindel und Übelkeit, Rückenschmerzen, Völlegefühl, Reizbarkeit, Depressionen – inzwischen halten wir es für selbstverständlich, alle achtundzwanzig Tage einige oder alle dieser Beschwerden zu erwarten. Kein Wunder, dass viele Frauen ihre Tage als einen „Fluch" bezeichnen. Was für eine breite Palette an Symptomen das umfasst!

Mit dem Schreiben dieses Buches beabsichtige ich, Frauen eine einfache und wirksame Methode an die Hand zu geben, ihre frauenspezifischen Leiden zu heilen. Das System der verbotenen Schwangerschaftspunkte beruht auf meinem Studium der vierundzwanzig verbotenen Schwangerschaftspunkte der chinesischen Medizin und meiner praktischen Erfahrung als Therapeutin, die bereits am ganzen

Körper und an den Ohren mit der Akupressur der traditionellen Punkte gearbeitet hat. Ich ließ mich nicht davon abbringen, immer mehr über diese Punkte in Erfahrung zu bringen und hatte schließlich die Antwort auf meine Ausgangsfrage gefunden. Die Frage war: Wann arbeiten wir mit diesen Punkten? Und die Antwort lautet: Wenn wir menstruieren.

Diese verbotenen Punkte, die eine so starke Wirkung entfalten, dass sie sogar eine Schwangerschaft gefährden können, haben bei ihrer Anwendung während der Menstruation heilkräftige Wirkungen der gleichen Stärke. In dieser Zeit lässt sich die Kraft dieser Punkte nutzen, um Energie aus dem Körper herauszuziehen und so den natürlichen Menstruationsvorgang zu unterstützen, bei dem mit dem Menstruationsblut ja auch „alte" Energie den Körper verlässt.

Wenn wir während unserer Monatsblutung regelmäßig mit diesen Punkten arbeiten, können wir durch dieses Abziehen alter Energie unsere Fortpflanzungsorgane sowohl kräftigen, als auch länger funktionsfähig halten und dadurch auch den Beginn der Wechseljahre mit den damit verbundenen Symptomen ein bisschen hinauszögern.

Neben der Heilung meiner schweren gynäkologischen Probleme (beispielsweise meiner chronischen Endometriose) und der Linderung der mit der Menstruation zusammenhängenden Leiden nutzte ich diese Punkte auch, um das Einsetzen der Regelblutung und den Eisprung zu steuern. Bei meiner Erforschung der Anwendungsmöglichkeiten dieser Punkte entwickelte ich daraus ein Verhütungssystem, das bei mir tatsächlich funktioniert hat und darüber hinaus gewährleistete, dass ich jeden Monat mit vorhersagbarer Regelmäßigkeit meine Tage hatte.

Freundinnen und Klientinnen, denen ich diese Massagetechnik vermittelte, berichteten von ganz ähnlichen Ergebnissen. Auch bei ihnen verschwanden die Beschwerden vor der Regelblutung: Krämpfe und ungewöhnlich lange Monatsblutungen gehörten ebenfalls der Vergangenheit an. Das System der verbotenen Punkte erschien mir allmählich als ein Weg, auf dem die Frau ihre Macht über sich selbst zurückgewinnen kann, denn die richtige Anwendung dieser Punkte gibt uns tatsächlich die Macht über unseren weiblichen Körper in die Hand. Wenn wir unsere Monatszyklen und damit einen ganz zentralen Bereich unserer Weiblichkeit steuern können, erlangen wir tatsächliche Kontrolle über unseren Körper und unser Leben.

Dieses Buch soll Ihnen das Heilsystem der verbotenen Schwangerschaftspunkte vorstellen, damit Sie auf fundamentaler Ebene Ihren Monatszyklus ins Gleichgewicht bringen können. In diesem Teil werden wir uns mit drei speziellen Verwendungsmöglichkeiten dieses Systems beschäftigen:

❧ Wie lässt sich unser Zyklus jeden Monat so steuern, dass wir das grundlegende Ungleichgewicht beseitigen können, welches die mit der Menstruation verbundenen Probleme bewirkt, die wiederum die Ursache der Symptome des prämenstruellen Syndroms sind? („Die Regulierung des Menstruationszyklus", Seite 82 ff.)

❧ Wie können wir, wenn wir das geschafft haben, das System verwenden, um jeden Monat das Einsetzen unserer Regelblutung herbeizuführen, was als sanfte und keinen Eingriff bedeutende Form der Geburtenkontrolle dienen kann oder gewünscht wird, wenn wir Grund haben, anzunehmen, dass die Periode ausbleibt? („Wie Sie das Einsetzen Ihrer Periode herbeiführen können", Seite 86 ff.)

❧ Wie können wir durch die ausspülenden Qualitäten der Punkte den Beginn der Wechseljahre verzögern? („Prä-Klimakterium und Wechseljahre", Seite 91 ff.)

Der Begriff „prämenstruelles Syndrom" (PMS) kann neben Krämpfen, Rückenschmerzen und anderen körperlichen Schmerzen eine breite Palette von Beschwerden umfassen:[21]

❧ Von Angst, Reizbarkeit, Stimmungsschwankungen und Spannungen berichten 70 Prozent aller Frauen, die am PMS leiden.

❧ Von Völlegefühl, schlechter Flüssigkeitsausscheidung, Gewichtszunahme und Empfindlichkeit der Brüste berichten 60 Prozent.

❧ Von starkem Verlangen nach Süßem, Schwindelgefühlen, Erschöpfung, Kopfschmerzen, gesteigertem Appetit und Herzklopfen berichten 30 bis 40 Prozent der Frauen.

❧ Von Verwirrung, häufigem Weinen, Depressionen, Vergesslichkeit, Schlaflosigkeit und Rückzugstendenzen berichten bis zu zwanzig Prozent aller Frauen, die am PMS leiden.

Vielleicht leiden Sie an einem dieser Symptome, vielleicht an vielen davon, vielleicht auch an ganz anderen, die hier nicht aufgeführt wurden. Sie sollten sich dessen bewusst sein, dass das in diesem Buch präsentierte Heilsystem dazu dienen soll, die Monatsblutungen ins Gleichgewicht zu bringen und zu regulieren. Sie können dieses Buch nicht Montag zur Hand nehmen und Dienstag einen der verbotenen Punkte drücken, um Ihr prämenstruelles Syndrom zu beseitigen – ganz gleich wie Ihre persönlichen Beschwerden aussehen. Obwohl wir als Frauen alle die gleichen Grundeigenschaften und biologischen Charakteristika teilen, entwickelt doch jede Frau vor der Menstruation die für sie typischen Beschwerden; die eine leidet vor allem an Völlegefühl und Ödemen, die andere an Verstopfung und Depressionen. Es braucht seine Zeit, sich in dieser Hinsicht kennen zu lernen. Nach einer Weile werden Sie bemerken, dass Ihre Symptome schwächer werden und dass Ihre Periode insgesamt sanfter verläuft.

Weil jede Frau einmalig ist, habe ich im vierten Teil dieses Buches eine ganze Reihe von Beschwerden aufgelistet, die die Menstruation begleiten können, beispielsweise Akne, Schmerzen in den Brüsten, Depressionen usw. sowie die für ihre Behandlung hilfreichen Akupressurpunkte aufgeführt. Auch wenn Sie Hilfe bei bisher nicht weiter berücksichtigten Themen wie der Geburt oder dem Stillen und Abstillen suchen, können Sie dort nachschlagen.

Obwohl ich kein Doktor der Medizin bin, habe ich das von mir Gelernte an viele Frauen weitergegeben. Ich habe gesehen, wie eine Frau den Beginn ihrer Wechseljahre, die bei ihr frühzeitig im Alter von fünfunddreißig Jahren eingesetzt hatten, wieder rückgängig machen konnte, sodass sie sich im Alter von zweiundvierzig, als der „richtige" Mann in ihrem Leben auftauchte, realistische Gedanken über eigene Kinder machen konnte. Eine andere Klientin von mir befreite sich mit diesem Heilsystem von ihrer Endometriose und brachte kein Jahr später ein gesundes Mädchen zur Welt. Drei verzweifelte Freundinnen, von denen eine vergewaltigt worden war, beendeten ihre Schwangerschaft innerhalb der ersten drei Monate, indem sie einfach bestimmte Stellen ihres Körpers massierten.

Ursprünglich wollte ich mich mit dieser Arbeit von meinen eigenen Leiden heilen. Ich habe die Wirkung der verbotenen Schwangerschaftspunkte nicht erforscht, um Schwangerschaften zu beenden, obwohl ich noch einmal deutlich zum Ausdruck bringen muss, dass diese vierundzwanzig Punkte so lange Zeit „verboten" waren, eben weil sie die Kraft dazu besitzen. Auf den Abbildungen mit den entsprechenden Akupunkturpunkten (Seite 76 – 80) habe ich die Lage jedes dieser Punkte genau angegeben und auch den Monat bezeichnet, ab dem sie nicht mehr massiert oder gedrückt werden sollten, wenn Sie schwanger sind und das auch bleiben wollen.

Was wäre, wenn wir unsere Zyklen so kontrollieren könnten, dass wir ganz regelmäßig und sanft unsere Perioden haben und uns auch die Wechseljahre nicht länger beunruhigen? Was wäre, wenn wir uns jeden Monat unserer Periode sicher sein könnten, sodass wir in der Lage sind, zu entscheiden, ob und wann wir ein Kind empfangen wollen? Nun, das alles liegt in unserer Hand!

Das alte System der verbotenen Schwangerschaftspunkte lässt sich auch zur Geburtenkontrolle verwenden. Obwohl ich Monate brauchte, um diese Technik zu beherrschen, entstand sie als Nebenprodukt der Heilung meiner gynäkologischen Probleme. Nachdem meine Blutungen ganz natürlich einsetzten, praktizierte ich gewissenhaft das System, das ich für mich entwickelt hatte. Erst später, als ich erkundete, was ich über den Umgang mit meinen Energien zur Empfängnisverhütung tun konnte, lernte ich, jeden Monat das Einsetzen meiner Periode herbeizuführen, was ich noch ausführlicher darstellen werde.

Es ist erforderlich, dass Sie sich mit Ihren Energieflüssen vollkommen vertraut gemacht haben und das im zwölften Kapitel vorgestellte System der Regulierung völlig beherrschen, bevor Sie daran gehen, die Methode zur Empfängnisverhütung zu erlernen. Aus diesem Grund geht es in diesem Buch auch in erster Linie darum, sich von Menstruationsbeschwerden zu heilen. Bitte beachten Sie: Einige Menschen sind vielleicht nie in der Lage, ihre Energie in dem Maße zu regulieren, dass sie das Einsetzen ihrer Periode selbst herbeiführen können, während anderen das sehr leicht fällt. Sie müssen hier ganz ehrlich mit sich sein. Solange Sie Symptome des prämenstruellen Syndroms oder irgendwelche anderen Probleme mit Ihrer Menstruation haben, ist es zu früh, diese Methode zur Empfängnisverhütung anzuwenden. Natürlich besteht die Möglichkeit, dass jemand anders, der Akupunktur oder Akupressur beherrscht, jeden Monat diese Methode zum Herbeiführen der Menstruation bei Ihnen anwendet.

Um vollendet tanzen zu können, müssen wir erst einmal die Grundschritte beherrschen. Wenn wir aber die beschriebenen Methoden der chinesischen Medizin anwenden, werden wir irgendwann mit unseren Energien hervorragend tanzen können, denn diese Heilkunst ist ausgesprochen benutzerfreundlich und tatsächlich allumfassend.

Die Arbeit mit den Energiepunkten

Die Methode zum Massieren der Punkte ist ziemlich einfach. Allerdings sollten wir nicht vergessen, dass das von mir in diesem Buch präsentierte System das Ergebnis einer langen Phase des Experimentierens ist. Zunächst musste ich die Grundlagen der chinesischen Medizin begreifen und verstehen, wie Krankheit entsteht. Dann arbeitete ich mit den vierundzwanzig verbotenen Schwangerschaftspunkten und musste dazu mit meinem Körper vertraut werden, einem Körper, zu dem ich überhaupt keine Verbindung mehr hatte und von dem ich gar nicht mehr wusste, wie er sich anfühlte. Während dieses Prozesses nahm ich alle möglichen Veränderungen wahr, die sich in meinem Körper abspielten. Geduld und Disziplin waren erforderlich, damit sich dieses System entfalten und allmählich Gestalt annehmen konnte.

Mit der Einstellung „Na ja, vielleicht drücke ich diesen Monat ein paar Punkte, vielleicht aber auch nicht!" hatte (und hat) diese Arbeit nichts zu tun. Ganz im Gegenteil erforderte sie methodisches Vorgehen, verlangte Engagement und Verbindlichkeit und nahm Zeit in Anspruch. Gerade Zeit ist etwas, von dem die meisten sich wünschen, mehr zu haben. Wie unangenehm sind Ihnen aber Ihre Beschwerden vor der Monatsblutung (PMS), Ihre Krämpfe oder endlose Tage heftiger Blutungen tatsächlich? Sind Sie gewillt, sich die Zeit zu nehmen, wirklich jeden Tag Ihrer Periode bestimmte Punkte an Ihrem Körper zu massieren?

Wenn Sie tatsächlich bereit sind, sich gewissenhaft und ganz regelmäßig Zeit „für sich" zu nehmen, haben Sie eine gute Chance, bei den von Ihnen so gefürchteten Aspekten Ihres Zyklus Änderungen herbeizuführen. Vielen meiner Freundinnen und Klientinnen ist das gelungen, weil Sie entschlossen waren, die Kontrolle über den einzigen Körper, der ihnen zur Verfügung steht, selbst in die Hand zu nehmen. Wenn nacheinander die unangenehmen Begleiterscheinungen Ihrer Periode verschwinden, wissen Sie, dass Ihre Arbeit mit Ihrer eigenen Energie Erfolg hatte.

Den Warnhinweis, die Punkte nicht zu drücken, wenn Sie schwanger sind, bitte ich ernst zu nehmen. In einigen Büchern, die seit etlichen Jahren auf dem Markt sind, werden zahlreiche der verbotenen Schwangerschaftspunkte aufgeführt, ohne dass von Ihrer Massage während der Schwangerschaft abgeraten wird. Wenn ich mir vorstelle, wie viele Frauen daraufhin diese Punkte regelmäßig massierten, während sie schwanger waren und vielleicht dadurch Fehlgeburten hatten, ohne je den Grund dafür erfahren zu haben, schaudert es mich.

Mit diesem Buch und diesem System können Sie durch Ihre Erfahrungen mit der chinesischen Heilkunst sich selbst und Ihren Körper kennen lernen und verstehen. Irgendwann werden Sie sich fragen, welche Punkte Ihnen vor einem Monat wehgetan haben oder welche Punkte diesen Monat besondere Aufmerksamkeit erfordern. Diese Fragen stellen Sie dann jedoch mit Ihren Händen und ohne bewusste Anstrengung oder Gedanken. Ob dieses System bei Ihnen funktioniert oder nicht, hängt einzig und allein von Ihnen ab. Geben Sie sich die Erlaubnis, sich ganz um sich selbst zu kümmern und nehmen Sie sich entsprechend Zeit dazu. Lassen Sie noch einmal den letzten Monat Revue passieren. Was war mit Ihren Gefühlen, was geschah in Ihrem Leben? Waren Sie traurig, hatten Sie Angst, bedauerten oder bereuten Sie etwas, waren Sie deprimiert, hatten Sie das Gefühl, zu kurz gekommen zu sein? Schauen Sie doch einmal, ob es Übereinstimmungen zwischen den von Ihnen am intensivsten erlebten Emotionen und den damit verknüpften Meridianen gibt und nehmen Sie wahr, welche Punkte am empfindlichsten reagieren.

Das Massieren der Punkte[22]

Wie fangen wir an? Bevor wir im nächsten Kapitel näher auf das System der verbotenen Schwangerschaftspunkte eingehen, müssen Sie natürlich in der Lage sein, Ihre Akupressurpunkte zu finden! Auf den Seiten 76 bis 80 zeigen Skizzen, wo diese vierundzwanzig Punkte auf den jeweiligen Meridianen liegen. Suchen Sie die Punkte zunächst auf diesen Darstellungen und machen Sie sie dann auf Ihrem Körper ausfindig.

Die Suche nach einem Akupressurpunkt verläuft auf ganz ähnliche Weise wie die Suche nach dem Auslösepunkt des Kniereflexes. Wenn man Ihnen die Stelle gezeigt hat, an der dieser Punkt liegt, klopfen Sie einige Male gegen Ihr Knie. Treffen Sie den Punkt, schnellt Ihr Knie plötzlich nach vorne, ohne dass Sie das kontrollieren können. Diesen Punkt zu finden, wird im Laufe der Zeit immer einfacher und wenn sich die Erinnerung daran schließlich in Ihrem Körper und Ihrem Gedächtnis festgesetzt hat, erfolgt es ganz automatisch.

Wenn Sie einen der angegebenen Akupressurpunkte aufspüren wollen, wird es Ihnen beim ersten Mal ganz ähnlich gehen. Sie sollten eine Art Schmerz oder ein unangenehmes Gefühl verspüren, wenn Sie den richtigen Punkt drücken. Allerdings kann es sein, dass Sie die richtige Stelle gefunden haben, aber nichts spüren, weil Sie dort einen energetischen Block oder eine energetische Lücke zwischen zwei Punkten haben. Am Anfang werden Sie eine solche Blockade nicht leicht erkennen können.

Bei der Massage der verbotenen Schwangerschaftspunkte ist wie bei der Akupressur überhaupt eine besondere Kleidung, eine bestimmte Meditationshaltung oder spezielle Beleuchtung nicht erforderlich. Sie können überall mit diesen Punkten arbeiten, wo Sie sich frei genug fühlen, Ihre Knöchel, Knie, Füße, Unterarme usw. zu massieren, sei es zu Hause, im Büro oder im Bus. Ich habe auch bei jedem Punkt die günstigste Tageszeit für eine Massage angegeben, damit Sie dessen Energiemaximum ausnutzen können. Für die Anwendung dieses Systems ist das jedoch nicht wesentlich. Sie können die Punkte auch drücken, wenn Sie angezogen sind, es ist jedoch grundsätzlich besser, keine Barriere aus Stoff zwischen Ihrem Finger und Ihrem Körper zu haben.

Ihre Intuition oder Ihr Instinkt wird Ihnen am besten sagen können, ob Sie den Punkt im Uhrzeigersinn oder gegen den Uhrzeigersinn massieren sollten. Irgendwann brauchen Sie gar nicht mehr darüber nachzudenken. Trotzdem nenne ich Ihnen an dieser Stelle einige Grundregeln, die es Ihnen ermöglichen, die Richtungen des Yinbzw. Yang-Energieflusses durch Ihren Körper zu erfassen.

Um Energie in den Körper hineinzuziehen oder eine Stelle zu tonisie-

Yin	Yang
Von innen nach außen	Von außen nach innen
Von unten nach oben	Von oben nach unten
Von rechts nach links	Von links nach rechts

ren, wird ein Punkt im Uhrzeigersinn massiert. Um Energie zu verringern oder eine Stelle zu sedieren (zu beruhigen), massieren wir gegen den Uhrzeigersinn. Diese Regel stammt aus der traditionellen chinesischen Heilkunde. Allerdings sollten wir hinsichtlich der Energie auch folgende Regel aus dem *Nan Jing* beachten:

Links entspricht Leere,
Rechts entspricht Fülle

Achten Sie also darauf, mit welcher Körperseite Sie gerade arbeiten. Um alte Energie schneller und leichter abzuleiten, hilft es manchmal, die linke Körperseite mehr zu massieren als die rechte. Natürlich können Sie auch einfach eine Stelle so lange drücken, bis die Beschwerden verschwunden sind.

Wie bereits erwähnt, können wir auch die Hauptfunktionszeit eines Organs zu einer bestimmten Tageszeit bei unseren Überlegungen berücksichtigen. Wir wissen ja, dass die einzelnen Organe innerhalb von vierundzwanzig Stunden einmal ihr Maximum an Energie erreichen und einmal besonders wenig Energie haben. In der Maximalzeit eines Organs sollten Sie es immer tonisieren, was bei Meridianen, die mitten in der Nacht ihre stärkste

Phase haben, natürlich schwierig werden kann. Ich persönlich stehe nicht zwischen drei und fünf Uhr morgens auf, um meine Lungenpunkte zu bearbeiten.

Grundsätzlich gilt: Jeder Mensch ist anders! Einige Monate lang werden Sie vielleicht bemerken, dass Sie Ihre Punkte am liebsten einfach nur fest drücken, in einem anderen Monat stellen Sie fest, dass Sie beginnen, die Punkte gegen den Uhrzeigersinn zu massieren, um alte Energie loszuwerden und vielleicht enden Sie irgendwann mit einer Bewegung im Uhrzeigersinn, um frische Energie anzuziehen.

Mit Ihren beiden Händen werden Sie wie nie zuvor mit Ihrem Körper in Berührung kommen. Vielleicht können Sie sogar spüren, wie Ihre eigene Energie sanft unter Ihren Fingern pulsiert, wenn sie freigesetzt wird. Machen Sie sich aber bitte keine Sorgen, wenn Sie das nicht fühlen sollten – das Ergebnis Ihrer Behandlung hängt nicht davon ab. Sie können auch mit diesem Buch zu Ihrer Massagetherapeutin gehen und diese auffordern, Sie an den hier aufgeführten Punkten zu behandeln. Wenn Sie sich das leisten können, gönnen Sie es sich doch einmal im Monat! Vielleicht hilft Ihnen aber auch jemand aus Ihrem Freundeskreis.

Bauen Sie sich ein Netzwerk von Frauen auf, die sich jeden Monat treffen und sich gegenseitig bei der Massage dieser Punkte helfen. Vielleicht würde auch Ihr Partner oder Mann die Punkte gern während Ihrer Periode massieren. Zu einem Zeitpunkt, zu dem sich Männer oft ignoriert und sexuell frustriert fühlen, ist das ein wunderschöner Weg, sich auf intime Weise nahe zu sein.

Die verbotenen Schwangerschaftspunkte zu massieren, hat nichts mit Mystik zu tun und ist auch keine komplizierte Angelegenheit. Die entsprechenden Informationen wurden uns nur lange Zeit absichtlich oder aus Nachlässigkeit vorenthalten. Geschah dieses absichtlich, so könnte es den Zweck gehabt haben, Frauen in ihren Schranken zu halten. Doch vielleicht ist auch erst jetzt der richtige Zeitpunkt gekommen, uns dieses Wissen zu Eigen zu machen und auf kluge und sinnvolle Weise in unser Leben zu integrieren.

Zunächst wollen wir uns mit der Lage der vierundzwanzig Punkte vertraut machen und uns darüber informieren, ab wann sie während einer Schwangerschaft nicht mehr gedrückt oder massiert werden dürfen. Die Darstellungen auf den folgenden Seiten zeigen Ihnen, wo die einzelnen Punkte liegen; die verbotenen Schwangerschaftspunkte wurden dabei zur Verdeutlichung mit einem Kreis umgeben. Auch wenn nur eine Körperseite abgebildet wurde, finden sich die Punkte immer auf beiden Armen und Beinen.

Punkt	chinesischer Name	verboten ab Monat
1	Verborgene Helligkeit	1
2	Großstadt	1
6	Kreuzung der drei Yin-Meridiane	9

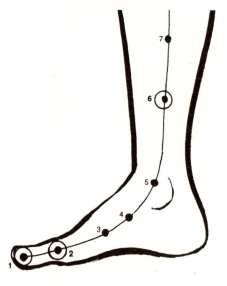

Milz-Pankreas-Meridian

Die Arbeit mit den Energiepunkten

Punkt	chinesischer Name	verboten ab Monat
4	Erdspeicher	5
36	Drei Messteile des Beins	8
45	Grimmiger Mund	6

Punkt	chinesischer Name	verboten ab Monat
7	Unterbrochene Reihe oder Blitzschlag	6
11	Junger Händler	7

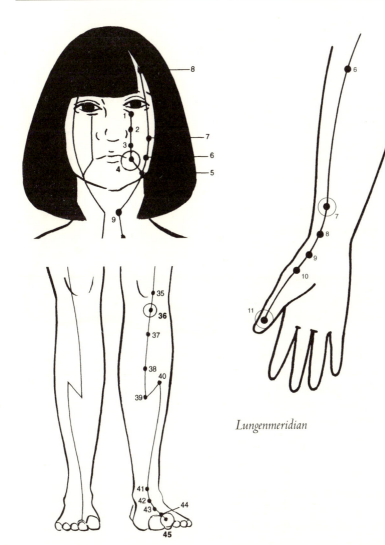

Lungenmeridian

Magenmeridian

Die 24 verbotenen Schwangerschaftspunkte

Punkt	chinesischer Name	verboten ab Monat
2	Zweiter Raum	9
4	Ho Ku oder Rachen des Tigers oder Vereinigen der Täler oder Großer Vernichter	1 – 9
10	Drei Messteile des Arms	9

Punkt	chinesischer Name	verboten ab Monat
1	Sprudelnde Quelle	1 + 8
2	Flammendes Tal oder Drache im Abgrund/in der Quelle	8
4	Mächtige Glocke	3
7	Wiederkehrende Strömung	8

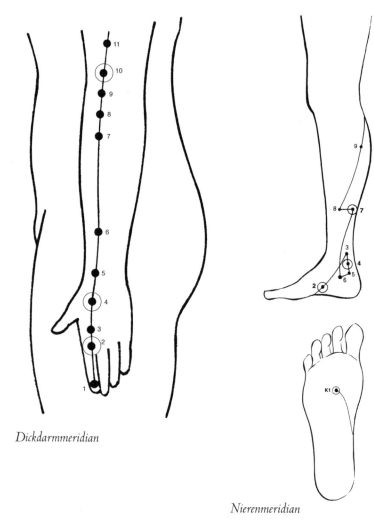

Dickdarmmeridian

Nierenmeridian

Die Arbeit mit den Energiepunkten

Punkt	chinesischer Name	verboten ab Monat
2	Punkt des Hörens	1
9	Heranstürmender Himmel	4
34	Quelle des Yang-Hügels	2

Punkt	chinesischer Name	verboten ab Monat
7	In Ordnung gebrachter Zweig oder Regulierender Zweig	6
10	Schulterblatt	6

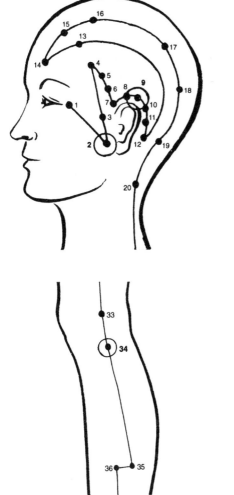

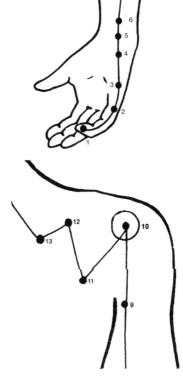

Gallenblasenmeridian   *Dünndarmmeridian*

Die 24 verbotenen Schwangerschaftspunkte

Punkt	chinesischer Name	verboten ab Monat
6	Innere Schranke	4
8	Palast der Anstrengungen	3

Punkt	chinesischer Name	verboten ab Monat
4	Yang-Teich	3
10	Himmlischer Brunnen	3 – 5

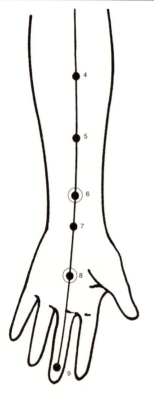

Perikardmeridian

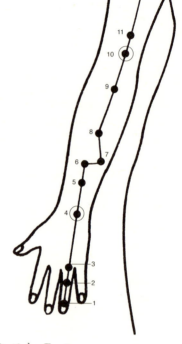

Dreifacher Erwärmer

Zusätzliche Punkte

Die folgenden zusätzlichen Punkte werden im Unterschied zu den vierundzwanzig Punkten, die wir bisher betrachtet haben, gewöhnlich nicht als verbotene Schwangerschaftspunkte bezeichnet. Ich führe sie jedoch trotzdem mit auf, weil sie dafür bekannt sind, einer Schwangerschaft durch ihre „ableitende" und die Gebärmutter entspannende Wirkung entgegenzuwirken. Auch während der Menstruation ist ihre Massage von Nutzen:

Milz-Pankreas 4 lindert Krämpfe und entspannt den Uterus.

Milz-Pankreas 9 ist der Wasserpunkt des Milz-Pankreas-Meridians, reguliert dessen Energiefluss, unterstützt das Nachlassen von Schwellungen und verschafft bei Ödemen (Wasseransammlungen im Körpergewebe) Besserung.

Niere 6 kräftigt den Uterus und hat bei Gebärmuttervorfällen eine günstige Wirkung. Über die Massage dieses Punktes lassen sich Krämpfe lindern und Schwellungen abschwächen; ferner hilft Niere 6 bei unregelmäßiger Regelblutung.

Leber 3 ist dafür bekannt, den Gebärmutterhals zu erweitern und dadurch die Gebärmutter zu öffnen. Der Punkt hilft bei Ödemen und lindert Verstopfung, die zu „Druckschmerzen" am Uterus führen kann.

Gallenblase 41 hilft bei schmerzhaften Spannungen und Schwellungen der Brüste und verschafft bei einer gespannten Bauchdecke oder einem aufgeblähten Bauch Erleichterung. Wenn wir diesen Punkt häufig massieren, wird das auf die Dauer dazu beitragen, prämenstruelle Schmerzen, Empfindlichkeit und Schwellungen der Brust beim nächsten Zyklus zum Verschwinden zu bringen.

Wir sollten uns bewusst sein, dass nicht nur das Einwirken auf die so genannten „verbotenen" Punkte starke Wirkungen hat. Die zusätzlichen Punkte wurden in das System mit aufgenommen, weil ihre Massage sich bei Menstruationsbeschwerden als wohltuend erwiesen hat und sie „ausspülende" und ausgleichende Eigenschaften besitzen.

In den Zeichnungen wurden diese Punkte zur leichteren Identifizierung mit einem Quadrat umrandet. Auch wenn nur ein Arm oder ein Bein dargestellt wird, verlaufen die Meridiane natürlich durch beide Arme und Beine.

Punkt	chinesischer Name
4	Enkel des Prinzen
9	Quelle des Yin-Hügels

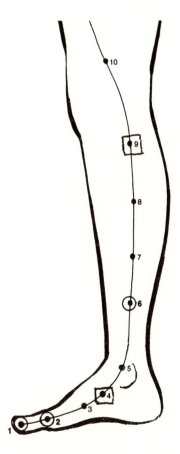

Milz-Pankreas-Meridian

Die 24 verbotenen Schwangerschaftspunkte

Punkt	chinesischer Name
6	Leuchtendes Meer

Punkt	chinesischer Name
41	Kontrolle der Tränen am Fuß

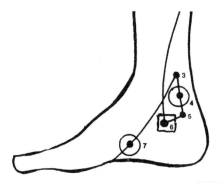

Nierenmeridian

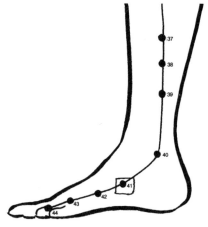

Gallenblasenmeridian

Punkt	chinesischer Name
3	Größter Ansturm oder Großes Gießen

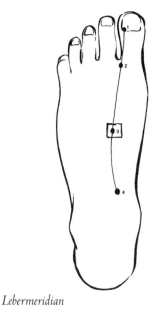

Lebermeridian

Die Regulierung des Menstruationszyklus

Das Heilsystem der verbotenen Schwangerschaftspunkte nutzt die Kraft der verbotenen Punkte auf eine heilsame und der Gesundheit förderliche Weise. Sie arbeiten dabei mit dem Energiefluss in Ihrem Körper, während Sie menstruieren.

Was bewirkt diese Methode? Sie bringt Ihre Körperenergie auf einer grundsätzlichen Ebene ins Gleichgewicht, sodass vollständige Harmonie erreicht wird. Eine ehrgeizige Behauptung! Aber je mehr Sie sich selbst kennen lernen, je mehr Sie sich mit dem Konzept von Yin und Yang und den Gesetzmäßigkeiten des energetischen Austausches zwischen den fünf Elementen vertraut gemacht haben, je bewusster Sie sich auf einer tagtäglichen Basis der Vorgänge in Ihrem Körper werden – physisch, gefühlsmäßig, spirituell und psychisch –, desto mehr werden Sie begreifen, dass Schmerz, Unwohlsein und Reizbarkeit nicht zum normalen Gleichgewichtszustand Ihres Körpers gehören.

Am ersten Tag Ihrer Periode sollten Sie die Punkte in der auf Seite 84 angegebenen Reihenfolge massieren und dann mit den nachfolgenden Serien fortfahren, bis Ihre Monatsblutung aufgehört hat. Wenn sie fünf, sechs oder sieben Tage dauert, beginnen Sie wieder mit der ersten Serie und wiederholen die Serien in der entsprechenden Reihenfolge, bis die Blutung aufhört. Bei den meisten Frauen konnte ich feststellen, dass die Periode sich bei Anwendung dieses Systems auf eine Länge von vier Tagen einstellt.

ACHTUNG: Über jeder Serie steht, in welchen Schwangerschaftsmonaten eine Massage dieser Punkte verboten ist.

Während Ihrer Periode sollten die Punkte mindestens einmal am Tag massiert werden und zwar jeweils zwei bis fünf Minuten lang. Ich versuche, sie möglichst zur Zeit ihrer energetischen Maxima zu massieren und behandle eine Gruppe von Punkten morgens und eine abends. Der Ho-Ku-Punkt (Dickdarm 4) lässt sich den ganzen Tag über mehrmals massieren. Allerdings hat eine Massage der verbotenen Schwangerschaftspunkte so starke Wirkungen, dass die Tageszeit nicht unbedingt eine wichtige Rolle spielt.

Behalten Sie im Gedächtnis, dass eine Massagebewegung gegen den Uhrzeigersinn alte Energie zerstreut oder abzieht, während im Uhrzeigersinn frische Energie hereingebracht wird. Am letzten Tag Ihrer Periode sollten Sie immer im Uhrzeigersinn massieren, um sicher zu gehen, dass Sie gut mit frischer Energie versorgt werden.

Wenn Sie nicht genau wissen, welche Massagerichtung der Uhrzeigersinn ist, sollten Sie sich vergegenwärtigen, dass Ihr Kopf auf dem imaginären Zifferblatt die Position der Zwölf einnimmt, die Vorderseite Ihres Körpers auch der Vorderseite des Zifferblattes entspricht, sodass Ihr linker Arm die Position der Drei und Ihr rechter Arm die der Neun inne hat. Ganz gleich, welche Körperseite Sie gerade massieren wollen, die Richtung des Uhrzeigersinns wird immer aus einer Perspektive heraus angegeben, bei der Sie von vorne auf Ihren Körper schauen.

Wie ich bereits sagte, sollten Sie jeden Punkt zwei bis fünf Minuten lang bearbeiten. Nach einer Weile werden Sie selbst herausfinden, welche Zeitspanne für Sie die richtige ist. Diese kann kürzer oder länger sein, denn sie ist ein individueller Wert. Bei einigen kommt die Energie langsamer in Fluss, bei anderen schneller. Darüber hinaus entfalten einige Punkte eine kraftvollere Wirkung als andere, sodass bei diesen ein kurzzeitiger Druck genügt. Wenn Sie die Grundlagen der Massage jedes Punktes beherrschen, finden Sie auf den Seiten 128 ff. weiterführende Anleitungen für die Arbeit mit der spezifischen Energie der einzelnen Punkte.

Die in Klammern angegebenen Punkte der ersten Serie gehören zu den zusätzlichen Punkten (vgl. Seite 81 f.), die nicht zu den verbotenen Schwangerschaftspunkten gehören, die ich aber ebenfalls jeden Monat massiere, weil sie eine ableitende und die Gebärmutter entspannende Wirkung haben.

❧ Die Punkte bitte in der angegebenen Reihenfolge massieren.
❧ Eine Massagebewegung gegen den Uhrzeigersinn spült alte Energie aus.
❧ Eine Massagebewegung im Uhrzeigersinn bringt frische Energie hinein.
❧ Bearbeiten Sie jeden Punkt zwei bis fünf Minuten lang.

Tag 1 der Periode: Folgen Sie den Angaben für Serie 1.
Tag 2 der Periode: Folgen Sie den Angaben für Serie 2.
Tag 3 der Periode: Folgen Sie den Angaben für Serie 3.
Tag 4 der Periode: Folgen Sie den Angaben für Serie 1.

Serie 1		
Nicht massieren im ersten bis dritten Schwangerschaftsmonat		
Meridian	Punkt	Energiemaximum
Dickdarm	4	5 – 7 Uhr
Milz-Pankreas	1, 2, (4, 9)	9 – 11 Uhr
Nieren	1, 4, (6)	17 – 19 Uhr
Perikard	8	19 – 21 Uhr
Dreifacher Erwärmer	4, 10	21 – 23 Uhr
Gallenblase	2, 34, (41)	23 – 1 Uhr
Leber	(3)	1 – 3 Uhr

Serie 2		
Nicht massieren im dritten bis sechsten Schwangerschaftsmonat		
Meridian	Punkt	Energiemaximum
Lunge	7	3 – 5 Uhr
Dickdarm	4	5 – 7 Uhr
Magen	4, 45	7 – 9 Uhr
Dünndarm	7, 10	13 – 15 Uhr
Nieren	4	17 – 19 Uhr
Perikard	6	19 – 21 Uhr
Dreifacher Erwärmer	10	21 – 23 Uhr
Gallenblase	9	23 – 1 Uhr

Serie 3		
Nicht massieren im sechsten bis neunten Schwangerschaftsmonat		
Meridian	Punkt	Energiemaximum
Lunge	11	3 – 5 Uhr
Dickdarm	2, 4, 10	5 – 7 Uhr
Magen	36	7 – 9 Uhr
Milz-Pankreas	6	9 – 11 Uhr
Nieren	1, 2, 7	17 – 19 Uhr

Kurzversion der monatlichen Energieausleitung

Die unten aufgeführte Serie von Punkten ist die erste gewesen, die ich an mir selbst angewandt habe und zwar ohne Unterbrechung jeden Monat sechs Monate lang hintereinander. Im dritten Monat waren alle Symptome des prämenstruellen Syndroms sowie alle Probleme mit der Menstruation verschwunden. Die übrige Zeit dieses Jahres stellte ich die anderen Serien zusammen, die ich über ein weiteres Jahr hinweg praktizierte und auch heute noch verwende. Diese Serie umfasst auch zusätzliche Punkte, die auf den Seiten 81 und 82 abgebildet sind. Sie sollten an jedem Tag Ihrer Periode massiert werden, bis die Blutung aufhört.

Meridian	Punkt	Energiemaximum
Milz-Pankreas	1, 2, 4, 6, 9	9 – 11 Uhr
Magen	36	7 – 9 Uhr
Dickdarm	4	5 – 7 Uhr
Nieren	1, 6	17 – 19 Uhr
Gallenblase	41	23 – 1 Uhr

Diese Kurzversion ist für Frauen gedacht, die aus irgendeinem Grund nicht in der Lage sind, drei Serien von Punkten in ihr Leben zu integrieren. Einige Menschen folgen in ihrer Lebensführung nur sehr ungern irgendwelchen Regeln, andere scheinen viel zu beschäftigt oder zerstreut zu sein, als dass sie irgendetwas ausprobieren würden, das mehr als einen Schritt erfordert. Sollten Sie während Ihrer Periode lediglich die Zeit finden, zwei dieser Punkte einige Male am Tag zu drücken, dann wählen Sie dazu Dickdarm 4 und Milz-Pankreas 6 (siehe Seiten 78 und 76). Diese beiden Punkte sind von allen verbotenen Schwangerschaftspunkten die wirksamsten und kraftvollsten. Wenn Sie jedoch alle im vorigen Kapitel aufgeführten Punkte massieren, wird sich das energetische Gleichgewicht auf einer breiteren Basis einstellen. Außerdem hilft es dabei, den Eisprung in der

Mitte des Zyklus zu steuern. Insgesamt handelt es sich um eine relativ einfache Methode, Ihre Energien ins Gleichgewicht zu bringen und zwar vom Beginn eines Monatszyklus (der Menstruation) bis zum Beginn des nächsten.

Ergebnisse

Wenn Ihre PMS-Symptome verschwunden sind, werden Sie wissen, dass die positiven Wirkungen dieses Systems gegriffen haben. Im Allgemeinen werden als Erstes Schwellungen abklingen, dann die Krämpfe nachlassen. Sie wissen, welche Probleme Sie haben und sollten sich diese aufschreiben, wenn Sie mit der Anwendung des hier vorgestellten Heilungssystems beginnen, um Ihre Heilerfolge besser kontrollieren zu können. Ein Beispiel:

Eine Woche vor dem Einsetzen der Periode: Geschwollene Beine, Schmerzen und Schwellungen der Brust. Mürrisch, reizbar, weinerlich, unsicher ...

Tage der Blutung: Am ersten Tag sehr starke Blutungen, heftige Krämpfe, Übelkeit. Am zweiten Tag immer noch starke Blutungen, so heftige Krämpfe, dass es unmöglich ist, einen klaren Gedanken zu fassen ...

Freundinnen und Klientinnen von mir haben aus dieser einfachen monatlichen Prozedur großen Nutzen gezogen und berichten, dass ihre Beschwerden verschwunden sind und sie nun viel jünger wirken.

Wie Sie das Einsetzen Ihrer Periode herbeiführen können

Für diejenigen von Ihnen, die mit dem in diesem Buch dargestellten Heilsystem alle Probleme mit ihrer Menstruation und ihrem Zyklus beseitigt haben, schließe ich die folgende Methode zur Empfängnisverhütung an. Natürlich erfolgt ihre Anwendung auf eigenes Risiko. Wenn Sie dieses fortgeschrittene Stadium der Steuerung Ihrer Energien nicht meistern, kann es ungewollt zu einer Schwangerschaft kommen.

Gehen wir davon aus, dass Sie die Länge Ihres Zyklus kennen – er ist achtundzwanzig, neunundzwanzig oder dreißig Tage lang – und dass Sie mit einiger Genauigkeit vorhersagen können, wann Sie Ihre Tage haben werden. Nehmen wir beispielsweise an, Ihre Periode müsste am achtundzwanzigsten Tag Ihres Zyklus einsetzen. Drei Tage vor Beginn des mutmaßlichen Einsetzens Ihrer Periode, in diesem Fall also am fünfundzwanzigsten Tag, führen Sie die im vorigen Kapitel beschriebene Kurzversion des Heilsystems durch und massieren die kraftvollsten der verbotenen Punkte. Damit sollten Sie zwischen neun und elf Uhr vormittags beginnen, also zu der Zeit, in der der Milz-Pankreas-Meridian seine Maximalzeit hat. Dabei gehen Sie wie folgt vor:

Wie Sie das Einsetzen Ihrer Periode herbeiführen können

25. Tag		Energiehöhepunkt	Energietiefpunkt
Meridian	Punkt	Maximalzeit	Minimalzeit
Milz-Pankreas	1, 2, 4, 6, 9	9 – 11 Uhr	21 – 23 Uhr
Magen	36	7 – 9 Uhr	19 – 21 Uhr
Dickdarm	4	5 – 7 Uhr	17 – 19 Uhr
Niere	1, 6	17 – 19 Uhr	5 – 7 Uhr
Gallenblase	41	23 – 1 Uhr	11 – 13 Uhr

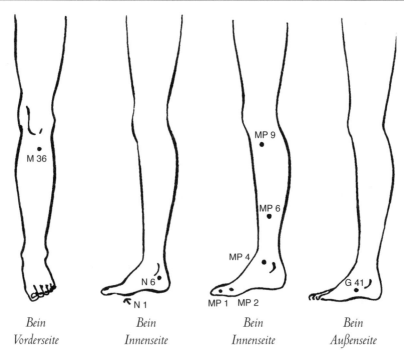

Bein Vorderseite — Bein Innenseite — Bein Innenseite — Bein Außenseite

MP = Milz-Pankreas; M = Magen; DI = Dickdarm; N = Nieren; G = Gallenblase

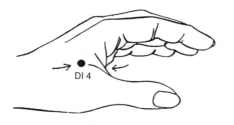

Pressen (drücken) Sie den Punkt sowohl an der rechten als auch an der linken Hand von beiden Seiten mit Daumen und Zeigefinger der jeweils anderen Hand

Mit Ausnahme von Dickdarm 4 liegen diese Punkte alle am unteren Bein vom Knie abwärts bis zum Fußballen. Wenn Sie am fünfundzwanzigsten Tag Ihres Zyklus arbeiten müssen, können Sie sich auch auf das Massieren der weniger auffälligen Punkte beschränken, Dickdarm 4 beispielsweise, und abends, wenn Sie nach Hause kommen, die anderen Punkte drücken. Achten Sie darauf, dass der Milz-Pankreas-Meridian zwischen einundzwanzig und dreiundzwanzig Uhr sein energetisches Minimum hat. Warum? Bei dieser Technik geht es darum, Energie abzuleiten oder zu zerstreuen, deswegen massieren wir die Punkte auch gegen den Uhrzeigersinn. Da der Milz-Pankreas-Meridian abends am schwächsten ist, lässt sich zu dieser Zeit mit wenig Aufwand mehr Energie ableiten.

Setzen Sie diese Massage am sechsundzwanzigsten, siebenundzwanzigsten und achtundzwanzigsten Tag fort; bis dahin dürfte Ihre Monatsblutung begonnen haben.

Natürlich können Sie die Punkte, statt sie zu massieren, auch von Ihrer Akupunkturärztin behandeln lassen. Eine Möglichkeit dazu beschreiben die folgenden Anweisungen[23]:

Dickdarm 4 wird mit milder Reizung genadelt; Milz-Pankreas 6 mit starker Reizung, dabei weist die Nadel Richtung Oberschenkel, sodass die Empfindung bis zum Unterleib zieht. Die Nadel in Lenkergefäß I wird schräg und etwa drei Maßwerte tief gesetzt, weist dabei Richtung Kopf, sodass die Empfindung bis in den lumbosakralen Bereich zieht. Die Nadel in Milz-Pankreas 9 sollte ebenfalls nach oben gerichtet sein, sodass die Empfindung bis in den Leistenkanal hinein zu fühlen ist. Die Nadeln an den beiden Hauptpunkten (DI 4 und MP 6) und den beiden ergänzenden Punkten (LG I und MP 9) sollten der Reihe nach gesetzt werden. Führen Sie diese Behandlung einmal täglich an zwei bis drei aufeinander folgenden Tagen durch.

Vergessen Sie nicht, bei Ihrer Massage die Kategorien und Begriffe der chinesischen Medizin im Gedächtnis zu behalten. Sie sollten die Fünf-Elemente-Lehre begriffen haben, um sich der wechselseitigen Beziehungen aller Teile Ihres Körpers, Ihres Geistes und Ihrer Seele bewusst zu sein. Beachten Sie, dass der Milz-Pankreas-Meridian die Sexualenergie steuert, der Magen das Partnerorgan von Milz-Pankreas ist und die Nieren die Sexualenergie speichern. Der Dickdarm ist als „Kind" des Magens in der Lage, Energie abzuziehen.

Magen 36 und 45 sind zwei wirksame Zerstreuungspunkte, Niere I, Dreifacher Erwärmer 10, Dickdarm 2, 4 und 10 ebenfalls. Über Magen 36 lässt sich der Energiefluss des Magen-, Nieren- und Milz-Pankreas-Meridians steuern; an Milz-Pankreas I fließt die Energie von Magen 45 in den Milz-Pankreas-Meridian. Schenken Sie diesen Punkten Ihre besondere Aufmerksamkeit und massieren Sie sie sorgfältig dreimal am Tag für zwanzig Minuten.

Sobald Sie das Einsetzen Ihrer Periode herbeigeführt haben, sollten Sie das System so verwenden, als ob Sie Ihre Tage zu diesem Zeitpunkt auf ganz natürliche Weise bekommen hätten. So üben Sie einen harmonischen Einfluss auf die Funktionen Ihres Körpers aus. Wenn Sie einmal im Monat die verbotenen Punkte massieren, wirkt sich das auch auf den nächsten Zyklus regulierend aus. Zeit, Sorgfalt, Geduld und ein klarer Vorsatz bringen Sie dabei ein gutes Stück voran.

Bei dieser Methode zum Einleiten Ihrer Periode wird davon ausgegangen, dass Sie entweder Grund zu der Annahme haben, schwanger geworden zu sein und damit das Einsetzen Ihrer Periode nicht zur üblichen Zeit erwarten oder dass Sie dieses System als natürliche Methode zur Empfängnisverhütung benutzen wollen.

Die verborgenen Geheimnisse taoistischer Dichtung

Wenn wir auf die chinesischen Bezeichnungen für die einzelnen Punkte achten und Gedichte und Legenden mit dem entsprechenden Wissen aufmerksam lesen, werden wir feststellen, dass in ihnen oft tiefgründige oder doppeldeutige Aussagen enthalten sind. Manchmal sind die entsprechenden Informationen getarnt und in einer einfachen Handlung oder einem Reim versteckt. Auf diese Weise wurden die heilenden Geheimnisse einer taoistischen Lehrerin gewahrt und weiterhin nur direkt von ihr an ihre Schülerin weitergegeben. Das chinesische Schriftzeichen für „Akupunkturpunkt" steht eigentlich für „Loch" oder „Höhle".

Ich habe viele chinesische Gedichte gelesen, die von Menschen aus dem Westen übersetzt wurden und weiß, dass diese Gedichte Hinweise und Anweisungen enthalten, die sich auf bestimmte Akupressurpunkte und ihre Wirkungen auf den weiblichen Körper beziehen. Leider wurde die Mehrzahl dieser Texte von Menschen übersetzt, die offenbar wenig von chinesischer Medizin wussten und auch die Namen der Akupunkturpunkte nicht kannten. So geht durch die schlechte Übersetzung ein weiteres Mal einiges an wichtigen und für Frauen relevanten Informationen verloren.

Thomas Clearys wundervolles Buch „Immortal Sisters: Secrets of Taoist Women", ist da eine rühmliche Ausnahme. Als Beispiel soll hier ein Gedicht von Zhou Xuanjing dienen, das Sie jetzt mit anderen Ohren hören und mit anderen Augen sehen werden.

Zunächst müssen wir Essenz und Leben
In der Mondhöhle studieren,
Den Drachen fangen, den Tiger fesseln.
Zögert es nicht hinaus!
Wie bleibt die Ganzheit des Körnchens gewahrt,
Wenn während seiner Entwicklung Yang entweicht?[24]

Für mich bezieht sich dieses Gedicht auf das Leben, das Weibliche, auf Energie und Schwangerschaft. Es verweist auf spezifische Akupressurpunkte und zwischen den Zeilen lässt sich darin noch eine andere Ebene von Informationen entdecken.

Der Mond wird Yin zugeordnet, „Höhle" ist eine andere Bezeichnung für (Akupunktur- oder Akupressur-) Punkt. „Mondhöhle" ist daher in der Umgangssprache auch ein Ausdruck für die Gebärmutter oder die Vagina. Der Drache wird mit Fruchtbarkeit verknüpft, „den Drachen fangen" bedeutet daher, die eigene Fruchtbarkeit zu kontrollieren. „Den Tiger fesseln" könnte sich entweder auf Lenkergefäß 1 oder Dickdarm 4 beziehen, da an beiden Punkten Energie festgehalten und abgeleitet wird und beide Punkte – im Rahmen einer Behandlung – mit der Empfängnis oder einer Abtreibung in Verbindung gebracht werden. Das „Körnchen" könnte den Lebenskeim im Schoß einer Frau bedeuten; entweicht Yang, beeinträchtigt das dessen Entwicklung.

Der Punkt Lenkergefäß 1 wird als „Zuwachs von Kraft und Lebenslust", „Lang und Stark" oder „Starke Robustheit" bezeichnet und verweist auf den zwischen den Beinen liegenden Penis und damit einen Yang-Energiefluss. Dieser Punkt heißt manchmal auch „Drachentiger" oder „Drachen-und-Tiger-Punkt".

In alten Legenden wurde der Tiger mit Yin, dem Weiblichen, dem Westen und auch mit dem Tod in Verbindung gebracht. Eine der dreißig traditionellen Liebesstellungen nennt sich „Tigerschritt". Mit dem Drachen wurden der Osten und Fruchtbarkeit assoziiert. Ein chinesischer Name für Dickdarm 4 ist „Rachen des Tigers".

Ein weiterer Akupressurpunkt, der gewöhnlich mit einer Fehlgeburt in Verbindung gebracht wird, ist Blase 67, der auch „Ankunft in Yin" heißt. An diesem Punkt endet der Blasenmeridian, ein Yang-Meridian, und gibt Energie an seine Yin-Partnerin, die Niere, ab. Wenn wir Blase 67 und Niere 1, einen der verbotenen Punkte, massieren, zerstreuen wir somit Energie aus beiden Meridianen.

Alle unsterblichen Schwestern waren taoistische Lehrerinnen. Der Legende nach waren sie in der Lage, nur mit Gedankenkraft Energie durch ihren ganzen Körper zu bewegen, indem sie den Geist konzentrierten, die entsprechende Richtung der Energiebewegung sahen und sie nur dadurch in die gewünschte Richtung lenkten. Ich habe mein ganzes Leben lang Meditation praktiziert, doch habe ich immer noch Probleme damit, Energie in Bewegung zu bringen, indem ich „einfach" daran denke. Das bewusste Steuern von Energie erfordert eine entsprechende Lebensweise und hat mit einer vorübergehenden Laune, etwas für seine Gesundheit zu tun, nichts gemein.

Prä-Klimakterium und Wechseljahre

Gewöhnlich beginnt bei einer Frau um die vierzig, manchmal etwas früher, die Phase des Prä-Klimakteriums. Diese Phase kann zwei bis zehn Jahre andauern und sieht bei jeder Frau etwas anders aus.

Im Prä-Klimakterium vollziehen sich im weiblichen Körper manchmal recht verwirrende, kräftezehrende und teils beunruhigende Veränderungen. Während mit Beginn der Menopause die Östrogenwerte noch einmal einen Höhepunkt erreichen und die Produktion des Progesterons nachlässt, wird vor dem Einsetzen der Wechseljahre in den Eierstöcken Östrogen allmählich nicht mehr in den Mengen produziert, die unser Körper die meiste Zeit unseres Erwachsenenlebens gewohnt war. Dadurch können im Prä-Klimakterium die unterschiedlichsten Symptome auftreten. Obwohl die Östrogenproduktion in dieser Zeit immer weiter abnimmt, bilden die Eierstöcke nach wie vor Testosteron und Androstendion, zwei männliche Hormone. Sogar mit Ende siebzig sind noch kleine Mengen Östrogen in unserem Körper vorhanden.

In den Jahren vor Beginn der Wechseljahre wird die Menstruation oft unregelmäßig, die Monatsblutungen werden kürzer oder länger und auch die Länge des gesamten Zyklus ändert sich. Der Eisprung erfolgt ebenfalls unregelmäßig und findet manchmal am Ende eines Monatszyklus, manchmal zu Beginn und in manchen Zyklen überhaupt nicht mehr statt.

Auch die Beschaffenheit der Haut verändert sich, sie ist nicht mehr so elastisch und verliert an Feuchtigkeit, sodass Falten deutlicher zu Tage treten. Manchmal erlischt das Interesse an Sex. Im Bereich der Scheide kann es zu Veränderungen kommen, sie kann trocken werden oder jucken. Da sich die Bakterienflora im Vaginalbereich verändert, kommt es verstärkt zu Infektionen der Blase, auch unfreiwilliger Harnabgang kann sich einstellen.

Der Mangel an befeuchtenden Sekreten des Körpers kann sich auf die Nasenschleimhäute, den Hals und den oberen Lungenbereich ausdehnen und dort zu einer Austrocknung führen, was die Anfälligkeit für Grippe und Husten steigert. Wenn die Tränenkanäle trockener werden, führt das zu trockenen Augen, was beim Tragen von Kontaktlinsen zu Problemen führen kann. Der Verlust an Geschmeidigkeit der Haut hat zur Folge, dass die Brüste schrumpfen und zu hängen beginnen. Manchmal werden die Brustwarzen nicht mehr steif, auch das Gefühl sexueller Erregung stellt sich nicht mehr ein, wenn sie berührt werden. An Brust, Bauch und Gesicht kann es zu verstärktem Haarwuchs kommen. Die Stimme kann tiefer werden, der Muskeltonus am gesamten Körper abnehmen. Die Wahrscheinlichkeit eines Gebärmuttervorfalls steigt, die Gebärmutter kann sich absenken. Auch Kribbeln unter der Haut und Taubheit in Händen, Armen und Beinen können auftreten. Schmerzen im Lendenbereich, seelische Labilität, Klingeln oder Pfeifen in den Ohren (Tinnitus) oder ein kribbelndes Gefühl auf der Hautoberfläche wie von winzigen, unsichtbaren, krabbelnden Insekten sind weitere mögliche Symptome dieser Phase.

Die Sehkraft kann sich verändern, sie kann sich verbessern oder abnehmen. Gewichtszunahme, Herzklopfen, Kurzatmigkeit, ein träger Blutkreislauf oder das Gefühl, nicht die nötige Luft zum Atmen zu haben, können sich ebenfalls einstellen. Häufig kommt es auch zu Depressionen, Gedächtnisschwäche, Panikanfällen, Kopfschmerzen, plötzlicher Platzangst (Klaustrophobie), Paranoia (Verfolgungswahn) und schlaflosen Nächten. Und das alles nur, weil Östrogen fehlt!

Da dieses Hormon für die Aufnahme von Kalzium in den Körper benötigt wird, kann Östrogenmangel zu Kalziummangel und damit zu Osteoporose (schwachen und brüchigen Knochen) führen. Daher sollten dem Körper täglich zusätzlich etwa 800 mg Kalzium zugeführt werden, ferner 400 I.E. Vitamin D, das die Kalziumaufnahme unterstützt. Rauchen, Alkohol und Koffein hemmen die Absorption von Kalzium. Eine ausgewogene Ernährung ist im Prä-Klimakterium und in den Wechseljahren besonders wichtig, vor allem, wenn Sie bis dahin nur wenig darauf geachtet haben.

Folgende Nahrungsmittel sind Frauen in diesen Lebensphasen besonders anzuraten: Möhren, Süßkartoffeln, brauner Reis, Bohnen, Miso, Tofu, Kartoffeln, Erbsen, Grünkohl, Brokkoli, rosa Lachs, Äpfel, Sardinen, Sesamsamen, Lebertran, Eier, Tunfisch, Sojaprodukte, Kürbiskerne, Buchweizen, Kirschen, Weintrauben, Zitrusfrüchte. Meiden Sie Koffein und zu viel Salz.

Die für die meisten Frauen unangenehmsten Begleiterscheinungen dieses Lebensabschnittes sind Hitzewallungen. Diese erzeugen das Gefühl, in Flammen zu stehen und gleichzeitig eimerweise Wasser auszuschwitzen, wobei im Gesicht, am Hals und im oberen Brustbereich rote Flecken auftreten. Diese Hitzewallungen können tagsüber und nachts ohne jede Vorwarnung über einen hereinbrechen und unterschiedlich lange andauern. Das Prä-Klimakterium kann zur Hölle werden, aber vielleicht gehören Sie ja zu den fünfzehn Prozent aller Frauen, die ohne jede Beschwerden in diese Phase treten. Wenn das so sein sollte, herzlichen Glückwunsch!

Der Beginn der Wechseljahre

Während ich diesen Abschnitt schreibe, befinden sich allein in den Vereinigten Staaten dreizehn Millionen Frauen in den Wechseljahren – und in dieser Zahl sind die geburtenstarken

Jahrgänge noch nicht enthalten, die bald ebenfalls dazugehören werden.

Die Wechseljahre, auch Klimakterium oder Menopause genannt, haben sich eingestellt, wenn bei einer Frau zwölfmal hintereinander der Menstruationszyklus ausgeblieben ist. Die Zeit bis zu diesem Punkt gehört noch zum Prä-Klimakterium.

Energetisch gesehen, führt eine sich verstärkende Energieleere im Nierenmeridian den Beginn der Wechseljahre herbei. Dieser Energiemangel führt auch zur energetischen Entleerung von Herz- und Milz-Pankreas-Meridian, was wiederum ein Ungleichgewicht im Energiefluss im Blut hervorruft. Wenn Sie sich die ganzen merkwürdigen Symptome oder Begleiterscheinungen des Prä-Klimakteriums anschauen, werden Sie erkennen, dass sie den klassischen Folgen eines aus dem Gleichgewicht geratenen Energieflusses im Bereich von Milz-Pankreas, Niere und Herz entsprechen (siehe Seite 54 bis 60 unter den physischen Funktionen der jeweiligen Organe).

Wenn wir in allen Bereichen des täglichen Lebens dafür sorgen, dass diese Meridiane gesund bleiben, uns von emotionalem Stress befreien und gut ernähren, werden unsere Wechseljahre, falls wir das wünschen, später einsetzen. Sie werden sogar feststellen, dass sich die Zeitspanne verlängern lässt, in der Sie noch Kinder bekommen können.

Dann werden die Wechseljahre auch nicht mehr so schwierig sein wie die

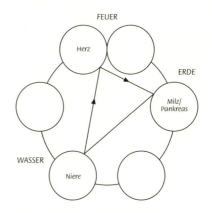

Die energetische Entleerung während der Wechseljahre

ersten Jahre unserer Menstruation; sie können zu einer Zeit werden, in der sich unser Körper in seinen eigenen natürlichen Rhythmus eingewöhnt. Hormonschwankungen gehören der Vergangenheit an.

Eine Klientin suchte einmal wegen der Begleiterscheinungen ihrer Wechseljahre bei mir Hilfe. Bei ihr hatte die Menopause bereits relativ früh, nämlich im Alter von fünfunddreißig Jahren eingesetzt. Damals empfand sie das nicht als Problem, sondern eher als Erleichterung, denn sie widmete ihre ganze Kraft ihrer Karriere. Als sie zweiundvierzig war, geschah jedoch etwas ganz Unerwartetes: Sie traf einen Mann, der sie dazu brachte, auf einmal an Ehe und Familie zu denken.

Bei unserem ersten Treffen war sie über den Zustand ihres Körpers ganz verzweifelt. Ich lehrte sie die Theorie der fünf Elemente und erklärte, wie die energetische Entleerung sich in körperlichen Symptomen niederschlägt. Dann unterwies ich sie im Heilsystem der verbotenen Schwangerschaftspunkte und einige Tage vor dem nächsten Vollmond begann sie damit, diese Methode bei sich anzuwenden. Da Frauen in den Wechseljahren nicht mehr menstruieren, können sie den Beginn ihrer Massage natürlich nicht auf den Beginn ihrer Tage legen! Vollmond ist traditionell die Zeit im Monat, in der den Feuerorganen Energie gegeben wird. Diese wiederum geben Energie an die Erdorgane ab. In der Menopause ist der Nierenmeridian (Wasser) ohne Energie, was sich auf den Herzmeridian (Feuer) und dann auf den Milz-Pankreas-Meridian (Erde) auswirkt, der über die Geschlechtsorgane herrscht.

Diese Frau folgte dem im vorigen Kapitel beschriebenen System der Massage von Punkten zum Herbeiführen der Periode, als ob sie noch menstruieren würde. Am Ende der Woche hatte sie seit sieben Jahren das erste Mal wieder eine Blutung. Sie setzte die Massage fort und auch wenn die Romanze sich nicht in der erhofften Weise zur Blüte entfaltete, kam meine Klientin doch mit ihrem Körper, ihren Gefühlen und ihrer Weiblichkeit in guten Kontakt.

Frauen im Prä-Klimakterium und in den Wechseljahren werden aus einer Tonisierung (energetischen Stärkung) der verbotenen Schwangerschaftspunkte einmal im Monat zur Zeit der dem Element Feuer zugeordneten Mondphase, dem Vollmond, großen Nutzen ziehen. Auch das Massieren der folgenden zusätzlichen Punkte hilft dem Element Feuer, dem Milz-Pankreas-Meridian Energie zu geben.

Um den Herzmeridian zu tonisieren, sollten Niere 3 und 7, Blase 23 und 52 sowie Konzeptionsgefäß 4 massiert werden.

Um den Herzmeridian zu tonisieren, sollten Sie Herz 1 und 7, Milz-Pankreas 6 und 9, Perikard 6 und 7 sowie Konzeptionsgefäß 17 Ihre Aufmerksamkeit schenken.

Zur Tonisierung des Milz-Pankreas-Meridians massieren Sie Milz-Pankreas 2 und 3, Magen 36, Blase 20, Leber 13 sowie Konzeptionsgefäß 12.

- Beginnen Sie einige Tage vor Vollmond mit diesen Punkten zu arbeiten und führen Sie dies vier Tage lang fort.
- Massieren Sie die Punkte in der angegebenen Reihenfolge.
- Massieren Sie immer im Uhrzeigersinn! (Sie wollen die Punkte ja tonisieren und damit Energie hereinziehen.)

Frauen im Prä-Klimakterium sollten mit der Arbeit an diesen Punkten beginnen, sobald sie anfangen, bei sich die in diesem Kapitel beschriebenen Symptome zu bemerken.

Der Ho-Ku-Punkt zur Steigerung der Energie

Wenn ich mich überarbeitet habe und müde fühle, lege ich mich hin und falte meine Hände sanft in der Ho-Ku-Position (siehe Abbildung unten rechts). Dabei lege ich meinen linken Fuß über den rechten, sodass der Ballen meines linken Fußes die Spitze des rechten am großen Zeh berührt. Dann atme ich sanft ein und aus, bis ich das Gefühl habe, meine Batterien wieder aufgeladen zu haben. Indem ich mit verschränkten Händen ganz sanft den Ho-Ku-Punkt berühre, schließe ich an Händen und Füßen den energetischen Kreislauf. Auch wenn es sich bei diesem Punkt um einen der verbotenen Punkte handelt, verändert diese Meditation den Monatszyklus nicht, sie kurbelt lediglich die Energie an, die zu dieser Zeit in Ihrem Körper vorhanden ist.

Die Ho-Ku-Belebungsübung

Diese Übung ist auch sehr wohltuend, wenn Sie nachts aufwachen und nicht mehr einschlafen können. Bei mir habe ich herausgefunden, dass ich in solchen Situationen zwar nicht direkt wieder in den Schlaf gesunken bin, durch diese Übung jedoch meinen Körper und meinen Geist so erfrischt habe, dass ich mich gefühlt habe wie nach einem guten Schlaf.

Die Ho-Ku-Übung mit der entsprechenden Fußhaltung ist so unauffällig, dass sie sich so gut wie überall durchführen lässt. Sie müssen bloß aus Ihren Schuhen schlüpfen, sich gerade hinsetzen, den linken Fuß über den rechten legen und die Hände locker in der angegebenen Weise auf ihrem Schoß falten. Es ist dabei nicht einmal nötig, die Augen zu schließen. Die Übung führt einen Zustand tiefer Ruhe bei gleichzeitiger Wachheit und klarem Kopf herbei.

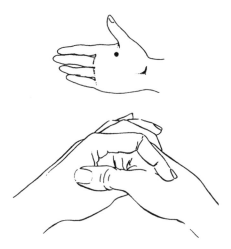

Teil III
Weitere Anwendungsbereiche der heilenden Energiepunkte

Das Wesen der Disharmonie – Warum gerade ich?

In diesem Teil des Buches werden wir uns mit Depressionen, Sucht, Gebärmutterhalskrebs und Geschlechtskrankheiten beschäftigen und daneben noch einige Beschwerden ansprechen, die die Männer in unserem Leben plagen können.

Wie alle anderen Leiden und Beschwerden auch, die in diesem Buch erwähnt werden, geht es hier um schwerwiegende gesundheitliche Störungen und Sie sollten dieses Buch nicht als Ersatz für eine konventionelle medizinische Behandlung verwenden. Depressionen, Panikanfälle, Sucht, Zwangsverhalten und Gebärmutterhalskrebs wurden in dieses Buch aufgenommen, weil Forschungen gezeigt haben, dass bei diesen Leiden eine klare Verbindung zwischen Körper und Geist besteht.

In vielen Fällen haben Frauen diese Beschwerden beträchtlich häufiger als Männer, bei Depressionen beispielsweise kommen auf einen daran erkrankten Mann zwei Frauen. Was ist der Grund dafür?

Sucht, Anorexie (Appetitlosigkeit) und Bulimie, Gebärmutterhalskrebs und Depressionen sind nachweislich mit mangelnder Selbstachtung verknüpft. Studien haben gezeigt, dass 37 Prozent aller Frauen, die unter Depressionen leiden, im Alter von unter 21 Jahren sexuell missbraucht worden sind. Ungefähr ein bis zwei Drittel aller Frauen mit Essstörungen wurden zu irgendeinem Zeitpunkt ihres Lebens sexuell missbraucht. 40 Prozent aller amerikanischen Erwachsenen, die Probleme mit Drogen und Alkohol haben, sind Frauen. 70 Prozent aller untersuchten Frauen, die irgendein Suchtverhalten entwickelten, waren körperlich misshandelt, sexuell oder emotional missbraucht worden. In einer Studie aus dem Jahre 1990 wurde nachgewiesen, dass 63 Prozent aller amerikanischen Frauen, die aus den unterschiedlichsten Gründen ambulante psychiatrische Hilfe in Anspruch nahmen, während ihrer Kindheit körperlich misshandelt oder sexuell missbraucht worden waren[25].

Aus der ganzheitlichen Perspektive der chinesischen Medizin gesehen, sind Geist und Körper untrennbar miteinander verbunden. Viele Lebenserfahrungen können sich, wie bereits erwähnt, in bestimmten Körperteilen als Krankheit und dabei insbesondere als gynäkologische Probleme manifestieren. Und Stressfaktoren, die die Hirnchemie beeinflussen, können eine Kettenreaktion in Gang setzen, die den gesamten Körper in Mitleidenschaft ziehen kann. Erinnern Sie sich noch einmal an die Theorie von Yin und Yang – an Aktion und Reaktion, positiv und negativ. In diesen Zyklus wechselseitiger Beziehungen ist auch unser Hormonsystem eingebunden.

Auch zwischen den körpereigenen Hormonen und Krankheiten wie Endometriose besteht ein Zusammenhang. Endometriose entsteht, wenn das Endometrium (also die Gebärmutterschleimhaut) außerhalb der Gebärmutter in der Bauchhöhle zu wachsen beginnt und sich dort festsetzt. Das Endometrium dient normalerweise dazu, als Vorbereitung für eine Schwangerschaft die Gebärmutter sozusagen auszukleiden. Bei der Menstruation wird diese Schicht durch den Muttermund abgestoßen. Im Falle einer Endometriose bewegt sich dieses Schleimhautgewebe buchstäblich in Gegenrichtung durch die Eileiter aus dem Uterus heraus, wandert diese hoch und kann sich dann an den Eierstöcken, an der Blase, ja sogar am Mastdarm festsetzen. Sobald es sich außerhalb der Gebärmutter befindet, kann es auch die Bauchorgane schwer schädigen.

Endometriose kann ungeheuer starke Schmerzen verursachen. Viele Ärzte wissen keine Erklärung für diese Erscheinung zu nennen, chirurgische Eingriffe führen nicht immer zur Heilung. Wir wissen auch kaum etwas darüber, warum einige Frauen darunter leiden und andere nicht; es wird vermutet, dass die Krankheit erblich ist und mit dem Hormonsystem in Verbindung steht. In China gibt es ein Kräutermittel, das Teng Long Tang oder „Sud des hoch dahinfliegenden Drachen" genannt und zur Behandlung von Endometriose, Gebärmutterhals- und Gebärmutterkrebs, Tumorbildung in diesem Bereich und bei Männern bei Hodenentzündung eingesetzt wird. Bob Flaws hat die Behandlung mit diesem Mittel mit Erfolg angewandt[26].

Schätzungsweise 70 Prozent aller Frauen, die an Endometriose leiden, bekommen heute von ihren Ärzten zu hören, dass diese Krankheit psychologische Ursachen hat. 83 Prozent aller Frauen mit Endometriose leiden während ihres Zyklus unter heftigen Schmerzen. Fast 20 Prozent aller Gebärmutterentfernungen werden durchgeführt, um Endometriose zu behandeln[27]. Bevor ich selbst davon geheilt war, hatte ich jeden Monat sehr starke Schmerztabletten wie Kodein und Morphium nehmen müssen.

Als ich mit den Energien meines Körpers zu arbeiten begann, um damit etwas gegen meine gynäkologischen Probleme zu unternehmen, konnte ich mit großer Dankbarkeit feststellen, dass meine Endometriose eines der Leiden war, die auf das Heilsystem der verbotenen Schwangerschaftspunkte sehr gut ansprachen. Einer der Hinweise für die Therapie mit den Akupressurpunkten lag in der Beschreibung der Endometriose als einer Bewegung des Endometriums aus dem Uterus heraus und die Eileiter hoch bzw. zurück. Der Energiefluss folgt hier den Gesetzmäßigkeiten des zerstörerischen Zyklus. Das im zwölften Kapitel dargestellte System zur Regulierung und Harmonisierung arbeitet mit Massagebewegungen im Uhrzeigersinn, was dem Zyklus des Entstehens entspricht und hilft dadurch, den Energiefluss in eine ausgewogene und gesunde Bahn zu lenken.

Schließlich wollen wir auch Geschlechtskrankheiten in unsere Betrachtung mit einbeziehen. Wussten Sie, dass auf jede Frau mit Chlamydienbefall – die Hauptursache für Nierenbeckenentzündungen – 1,3 Männer kommen, die mit Chlamydien infiziert sind? Wussten Sie, dass von diesen Frauen 75 Prozent keinerlei Symptome entwickeln?[28] Um Sie in dieser Hinsicht achtsamer werden zu lassen, werden wir eine kurze Übersicht über die grassierenden Krankheiten geben und Wege erörtern, wie sie Ihre Akupressurpunkte dazu nutzen können, Ihr Immunsystem anzukurbeln.

Krankheiten und Beschwerden, die in diesem Teil nicht erörtert werden, lassen sich im vierten Teil dieses Buches im Kapitel über die Akupressurpunkte zur Selbstbehandlung verschiedener Beschwerden finden.

Depressionen und Panikanfälle

Depressionen und Panikanfälle sind viel ernster zu nehmen als schlechte Laune oder düstere Stimmungen. Frauen, die an diesen Krankheiten leiden, sind nicht „besonders empfindlich". Man kann ihnen auch nicht einfach raten, „sich zusammenzureißen". Und dennoch haben wir die Fähigkeit zur Selbstheilung. Durch positives Denken können wir lernen, Depressionen und Panikanfälle zu unterbinden, bevor sie auftreten oder sich bei uns festsetzen. Beim Aufkommen von Depressionen oder dem Beginn eines Panikanfalls entsteht im Gehirn ein chemisches Ungleichgewicht und die Situation verschlimmert sich immer weiter, bis wir uns in tiefstem Elend oder schrecklicher Angst befinden.

Ein Panikanfall ist das Ergebnis extremer Angst und für das Individuum, das sie erlebt, gibt es immer einen persönlichen Anlass dafür. Normalerweise wird ein bestimmter Ort oder eine bestimmte Sache gefürchtet, beispielsweise Fahrstühle, große Höhen, Flugzeuge, offene Plätze oder freie Flächen (wobei schon das Verlassen des Hauses zum Wagnis werden kann), Tiefgaragen, Alpträume oder Furcht einflößende Gedanken, die eskalieren, bis sie völlig außer Kontrolle geraten.

Sollten Sie jemals einen Panikanfall gehabt haben, werden Sie das wissen! Die Angst wird von körperlichen Empfindungen begleitet, zu denen Schweißausbrüche, Herzrasen, Zittern, starker Druck auf der Brust, der das Atmen fast unmöglich macht, Übelkeit und sogar Durchfall gehören können. In diesen Momenten fühlt man nur noch fürchterliche Angst.

Dabei spielt sich der Verstand selbst einen Streich, indem er sich Furcht einflößende Ereignisse vorstellt; die Gedanken fangen unkontrolliert an zu rasen, und sind irgendwann jenseits aller Kontrolle. Die armen Menschen, die das durchmachen, haben das Gefühl, am liebsten aus der Haut fahren zu wollen, um der Situation und ihren Gedanken zu entkommen. Panikanfälle haben schon Menschen in den Selbstmord getrieben, weil die Angst so übermächtig wurde, dass sie sie nicht mehr ertragen konnten.

Die chinesische Medizin gibt zur Linderung von Angstzuständen und Panikanfällen die folgenden, auch im vierten Teil des Buches aufgeführten Punkte an: Magen 36, Dickdarm 4, Niere 1, Blase 60, Leber 2, Herz 5 und 7, Dünndarm 4 und Perikard 9. Bitte beachten Sie dabei, dass einige dieser Punkte zu den verbotenen Schwangerschaftspunkten gehören.

Wenn wir begreifen, warum ein Massieren dieser Punkte bei Angstzuständen hilft, haben wir einen Hinweis darauf, was sich bei einem Panikanfall in Wirklichkeit in uns abspielt: Dieser Zustand beginnt eigentlich in dem Moment, in dem unser Geist oder Verstand die Wirklichkeit auf eine bestimmte Weise wahrnimmt.

Im Kapitel über die körperlichen Funktionen der Organe finden sich auch Angaben zu deren psychischen Funktionen. So ist der Magen für das Verarbeiten oder „Verdauen" von Gedanken verantwortlich, der Dickdarm beseitigt behindernde Gedanken, die Niere verhilft uns zu Aufgeschlossenheit und Klarheit des Denkens, die Blase beseitigt schädliche Vorstellungen, die Leber stärkt die Voraussicht und das Planen, das Herz koordiniert alle psychischen Funktionen, der Dünndarm unterscheidet zwischen förderlichen (der Wirklichkeit entsprechenden) und hinderlichen (keine reale Basis besitzenden) Gedanken und das Perikard stärkt in besonderem Maße das Selbstwertgefühl.

Wenn wir also zu Beginn eines Panikanfalls die angegebenen Punkte massieren, wirken wir direkt auf die psychische Ebene ein und lösen damit Probleme im Bereich der psychischen Funktionen. Im Zustand der Panik kann der Magen gar nicht alle Gedanken verarbeiten, er ist durch die panischen Gedanken überlastet, wodurch auf der körperlichen Ebene Übelkeit hervorgerufen wird. Der Dickdarm versucht, die schädlichen Gedanken so schnell wie möglich zu beseitigen, was zu exzessivem Schwitzen führt. Die von Furcht überwältigten Nieren sind gar nicht mehr in der Lage, für einen Zustand der Offenheit und Aufgeschlossenheit zu sorgen, in dem das Irrationale der Angst erkennbar wird. Die Blase, die Partnerin der Niere, wird unaufhörlich von den Kreationen der Fantasie und der Vorstellungswelt bombardiert und hat Schwierigkeiten, mit diesen schrecklichen Vorstellungen umzugehen. Die Leber empfängt viel zu wenig gute Energie von den Wasserorganen (Niere und Blase) und kann nicht mehr die Voraussicht entwickeln, die zu der Erkenntnis führt, dass dieser Zustand auch wieder vorbeigeht. Das Herz versucht, alle psychischen Funktionen miteinander zu koordinieren. Diese sind aber so sehr außer Kontrolle geraten, dass sich der Herzschlag beschleunigt, um die Überlastung der anderen Organe in den Griff zu bekommen, was Herzrasen erzeugt. Der Dünndarm wird durch die Magen, Dickdarm, Niere, Blase und Leber durchströmende Energie ebenfalls völlig überlastet und gleichzeitig von seinem Partnerorgan, dem Herzen, strapaziert. Was ist die Folge? Durchfall. Das Perikard, das um einen Anflug von Rationalität kämpft und versucht, ein vernünftiges Selbstwertgefühl herzustellen, befindet sich in höchstem Alarmzustand und übt Druck auf das Herz aus, was sich anfühlt, als ob die Brust zusammengepresst wird, was auch tatsächlich der Fall ist, sodass das Atmen zum Problem wird.

Der am schnellsten wirksame Punkt während eines akuten Panikanfalls und gleichzeitig der Punkt, der sich in der Öffentlichkeit am unauffälligsten massieren lässt, ist Dickdarm 4, der Ho-Ku-Punkt. Das Massieren dieses Punktes hat ganz allgemein beruhigende Wirkungen. Wenn es die Zeit und die Situation erlauben, sollten Sie der Reihe nach auch die folgenden Punkte bearbeiten: Magen 36, Niere 1, Blase 60, Leber 2, Herz 5 und 7, Dünndarm 4 und Perikard 9.

Für Menschen, die noch nicht an einer voll entwickelten, biologisch bedingten Funktionsstörung leiden, lässt sich das Fortschreiten des chemischen Ungleichgewichts im Gehirn vielleicht noch durch positives Denken abwenden, mit dem negativen Gedanken entgegengewirkt werden kann. Nehmen wir einmal an, Sie beginnen, Depressionen zu entwickeln und wissen, dass Sie in dieser Hinsicht bereits eine Vorgeschichte haben. Sobald Sie merken, dass Ihre Stimmung sinkt, sollten Sie sich dazu zwingen, einen frohen Gedanken zu denken oder zu lachen, denn Lachen ist tatsächlich die beste Medizin.

Darüber hinaus können auf einer ganz simplen, mechanischen Ebene sowohl Weinen (Lungenmeridian) als auch Lachen (Herzmeridian) das Gehirn und die Muskeln verstärkt mit Sauerstoff versorgen, was vorübergehend hohen Blutdruck senkt. Ich habe diese Technik erfolgreich angewandt, zahlreiche Freundinnen von mir ebenfalls. Versuchen Sie es nur ein einziges Mal und Sie werden den Unterschied erleben, den das in den Empfindungen Ihres Körpers ausmacht! Denken Sie an irgend etwas, was Ihre trübselige Stimmung beendet oder dem, was Sie so verrückt macht, die Kraft nimmt und Sie zum Lachen bringt – ganz gleich, was es ist.

Alle Gefühle, die etwas mit dem Herzen zu tun haben – Liebe, Freude, Lachen – heilen auf vielen Ebenen. Lachen oder bereits ein paar angenehme Gedanken können einem weiteren Fortschreiten von Depressionen und Panikanfällen Einhalt gebieten. Einige Menschen beten einfach um Hilfe und die Situation löst sich auf. Sobald wir eine Depression oder einen Angstzustand dort stoppen, wo er wirklich beginnt, können wir uns das damit verbundene Problem mit ruhigem, rationalem Verstand ansehen, ohne dabei traurig zu werden oder Angstgefühle zu entwickeln.

Die Zuordnungen der fünf Elemente werden Ihnen auf einer symbolischen Ebene dabei helfen, das Gefühl zu erkennen, das gerade bei Ihnen oder einer anderen Person zu Tage tritt. Betrachten Sie das folgende Beispiel einmal hinsichtlich der mit den jeweiligen Elementen verknüpften Tiere. Eine meiner Freundinnen leidet an manischer Depression und im Verlauf vieler Jahre stellte ich fest, dass das Entstehen ihrer Depressionen immer nach einer bestimmten Gesetzmäßigkeit abläuft.

In der ersten Phase denkt sie viel an die Vergangenheit. Wie ein im Schlamm feststeckender Ochse werden die Erinnerungen von Gefühlen des Bedauerns über nicht durchgeführte Projekte oder Unternehmungen und falsche Entscheidungen getrübt, mit denen sich die Gedanken unaufhörlich beschäftigen. Gefühle des Bedauerns werden dem Milz-Pankreas-Meridian zugeordnet.

Dann kommt die Traurigkeit wie ein altes Pferd, das hinaus auf die Weide getrieben wird. Traurigkeit ist ein Gefühl, das mit der Lunge in Verbindung steht.

Als Nächstes zieht sich meine Freundin zurück und wird dabei von angstvollen Gedanken und dem Gefühl beherrscht, ihr Leben vergeudet und auf ganzer Linie versagt zu haben. Sie befürchtet, alle Freunde zu verlieren und geschäftlich zu scheitern. Wie ein kleines Ferkel, dass sich in seinem Erdloch vergräbt – meine Freundin vergräbt sich dann unter ihrer Bettdecke – versteckt sie sich tagelang und kommt nur dann zum Vorschein, wenn es nicht mehr anders geht. Angst wird mit den Nieren in Zusammenhang gebracht. In dieser Rückzugsphase spricht meine Freundin über Wochen hinweg mit niemandem.

Plötzlich kommt es dann zu einem Wutanfall, bei dem sich tief sitzender Missmut Luft macht. Unbewusst zielt

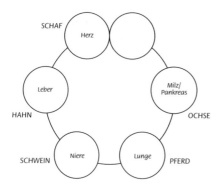

Eine manisch-depressive Episode in ihrer Bewegung durch die fünf Elemente

die Wut meiner Freundin darauf ab, Wortgefechte auszulösen und damit eine Gelegenheit zu schaffen, tiefe, in ihr gärende Gefühle loszuwerden. Diese Wut hat ihren Ursprung in der Kindheit – sich mit der eigentlich Ursache zu konfrontieren, ist entweder zu schwierig oder zu schmerzhaft. Die Leber ist das Organ, das sich mit Wut auseinander setzt. Am Telefon kann ich tatsächlich spüren, wie sich diese gequälte, arme, wütende Person am anderen Ende der Leitung fühlt. Ich weiß, wer das ist. Ganz egal, was ich sage, der Kampfhahn reißt mich fünf oder zehn Minuten lang in Stücke. Wenn sich meine Freundin dann bei mir entladen hat, knallt sie den Hörer auf die Gabel. Später ruft sie wieder an und fragt mich, ob ich Lust hätte, mit ihr ins Kino oder essen zu gehen. Jetzt ist sie froh und munter und sanft wie ein Lamm. Freude und Glück entspringen ihrem Herzen.

Während dieser Zyklus einer durch das Gefühl des Bedauerns eingeleiteten Depression und dieser Mischung aus anderen Gefühlen abläuft, bewegt sich ein negatives Gefühl nach dem anderen durch die Elemente und entfaltet im Körper seine zerstörerische Wirkung.

In jeder Gefühlsphase wurden bei diesem Zyklus auf der körperlichen Ebene alte Suchtstrukturen sowie Muster zwanghaften Verhaltens aktiviert: krankhafter Heißhunger mit nachfolgendem, absichtlich herbeigeführten Erbrechen (Erde), Rauchen (Metall) und das Verlangen nach außerehelichen sexuellen Beziehungen (Wasser). Am Ende des negativen Zyklus erfolgt nach dem Wutausbruch (Holz) der Wechsel in die positiven Gefühlsaspekte (Feuer). Der Zyklus hat sich vollzogen und meine Freundin kehrt wieder nach Hause zu ihrem geduldigen und liebevollen Partner zurück.

Himmelhochjauchzend, zu Tode betrübt – wenn diese Freundin eine Patientin von mir wäre, würde ich bei ihr alle organbezogenen Yin-Punkte am Ohr bearbeiten und noch etliche zusätzliche, auf die Emotionen einwirkenden Punkte, um ihr seelisches Gleichgewicht wiederherzustellen. Dadurch könnte sie die hinter diesem Zyklus stehenden grundsätzlichen Themen viel schneller bearbeiten, als wenn sie sie „durchlebt". Die für die Behandlung von Depressionen geeigneten Punkte am Körper, zu denen sowohl verbotene als auch andere Punkte gehören, finden sich im fünften Teil des Buches im Kapitel über die Selbstbehandlung verschiedener Beschwerden unter dem entsprechenden Eintrag (Seite 128 ff.).

Da meine Freundin den aufrichtigen und bewussten Wunsch verspürte, ihre emotionalen Wunden zu heilen und alte Verhaltensmuster zu durchbrechen, vollzog sich dieser Zyklus ihrer durch die Gefühle des Bedauerns eingeleiteten Depressionen allmählich in einem immer kürzer werdenden Zeitraum.

Diese Form des energetischen Ungleichgewichtes ist als manische Depression bekannt, die Heilung erfolgte bei meiner Freundin ohne die Einnahme irgendwelcher Medikamente, sondern lediglich durch die Kraft des Geistes, durch Gebete und einen sehr guten Psychiater, der ihr die Mittel an die Hand gab, mit denen sie selbst an sich arbeiten konnte – während er sie nicht davon abhängig machte, ihn viele Jahre lang in seiner Praxis aufzusuchen.

Vor etlichen Jahren hätte die Phase des Rückzugs noch Wochen oder sogar bis zu zwei Monate lang angedauert, jetzt währt sie häufig nur noch einen Tag, manchmal sogar nur wenige Stunden. Ihr Partner empfindet eine tiefe Liebe für sie und ist unbeirrbar gewillt, die Probleme, die diese Zyklen mit sich bringen, zu bewältigen. Ich habe das Gefühl, dass die beiden als Paar aus der ganzen Sache hervorgehen werden, was mir großen Respekt einflößt.

Akupressur und Akupunktur können eine große Hilfe sein, Zyklen dieser Art aufzulösen. Das Ziel bei der Heilung ist dabei die Kontaktaufnahme mit dem ursprünglichen, im Körper und in der Seele gespeicherten Trauma und dessen Lösung. Dadurch werden wir frei, wirklich in der Gegenwart zu leben und zu lieben.

Die Ursachen für Sucht und Zwangsverhalten

Ich bin überzeugt davon, dass körperliche Sucht und unpassende Verhaltensmuster von jedem überwunden werden können. Der Schlüssel zur Heilung eines Suchtverhaltens liegt im Verstehen seiner Ursachen. Sucht kann ihren Ursprung in unserer genetischen Veranlagung haben oder durch das Umfeld entstanden sein, in dem wir aufwuchsen (beispielsweise durch die Art und Weise, wie wir als Kinder behandelt wurden). Die Wurzeln einer Sucht liegen oft tief im Bereich unseres Unterbewussten.

Alle Süchtigen versuchen, entweder eine emotionale Lücke, ein Loch, eine Leere in sich zu füllen oder etwas in sich selbst zu unterdrücken, das zu schwierig, zu schrecklich oder zu schmerzhaft ist, um es sich anzusehen. Das gilt für jede Sucht, ganz gleich, ob jemand nun von Drogen, Zigaretten,

Alkohol, Sex, Essen, Zucker, Tee, Kaffee, dem Glücksspiel, dem Telefon, Einkaufen, einem Glaubenssystem, einer Religion oder einer anderen Person abhängig ist.

Wenn der bewusste Verstand begreift, warum wir uns auf diese oder jene Weise verhalten, hat der Wille eine Chance, sich der Situation anzunehmen – und das Potenzial zur Heilung ist gegeben. Um das jedoch zu erreichen, müssen wir zunächst einen Zugang zum Unterbewussten finden und dorthin gelangen, wo die Sucht entsteht und die daraus resultierende Selbstschädigung zu Hause ist. Mögliche Ursachen dafür sind Angst, Ärger/Wut oder ein Glaubenssystem, das uns in unserer frühen Kindheit einprogrammiert wurde.

Wenn ein kleiner Junge beispielsweise merkt, dass sein Vater untreu ist und eine Menge Affären hat, könnte dieser Junge durch das Beispiel seines Vaters schon früh zu der Überzeugung gelangen, dass Monogamie in einer Beziehung unnötig ist und diese Überzeugung als unbewusstes Glaubenssystem verinnerlichen. Als Erwachsener setzt er das Verhaltensmuster seines Vaters einfach fort und agiert es aus, indem er zahlreiche sexuelle Beziehungen eingeht. Tatsächlich ist er süchtig nach Sex und ein zwanghafter Lügner geworden. Eine liebevolle, stabile und verbindliche Beziehung, die er eigentlich herbeisehnt, wird er nie erreichen, da er die Erfüllung seines sehnlichsten Wunsches immer wieder selbst zunichte macht. Versteht dieser Mann, warum er das tut, hat er alles, was er braucht, um dieses programmierte Verhaltensmuster und seine Gefühle gegenüber Frauen bewusst anzugehen und zu verändern.

Mittlerweile wird allgemein davon ausgegangen, dass manche Menschen ihr Verlangen nach Alkohol geerbt haben und dass ihr entsprechendes Suchtverhalten genetisch bedingt ist. Diese Menschen kamen bereits mit den Anlagen zum Alkoholiker zur Welt und sind darin gefangen, sobald sie aus Neugierde oder beim geselligen Zusammensein als Teenager das erste Mal Alkohol trinken. Es gibt körperliche Abhängigkeiten, die bereits vor der Geburt von der süchtigen Mutter auf den Blutkreislauf des Kindes übertragen werden. Andere werden durch traumatische Erlebnisse während ihrer Kindheit zu Alkoholikern, was wiederum das allgemeine Sozialverhalten beeinflusst.

Was bedeutet es denn, abhängig zu sein, eine Sucht zu entwickeln, nicht mehr richtig zu funktionieren oder innerlich an einen suchtkranken Menschen gefesselt zu sein? Wie passen diese Zustände in das System der traditionellen chinesischen Medizin, das vor so langer Zeit begründet wurde?

Sucht

Sucht ist eine durch Konditionierung gelernte Reaktion auf das Leben und eine Strategie zur Lebensbewältigung.

Wovon der oder die Süchtige auch immer abhängig sein mag, die betreffende Person hat das Gefühl und die feste Überzeugung, dass sie durch die Sucht besser für die Meisterung ihres Lebens gerüstet ist. Die Sucht hilft ihr zu überleben. Ohne diese Hilfe treten diese Menschen den Rückzug an. Als Süchtige weigern sie sich, die weniger tollen Seiten ihres Lebens anzuerkennen. In diesem Zustand der Verleugnung fühlen sie sich oft gefangen und versuchen, die Schuld dafür jemand anderem zu geben, statt bei sich selbst hinzuschauen. Oftmals ist ein schlimmes Ereignis oder sogar eine völlig ausweglose Situation erforderlich, um eine süchtige Person aus ihrer Verleugnungshaltung herauszureißen und dazu zu bringen, Hilfe zu suchen.

Gestörte Familienverhältnisse

Wenn etwas nicht so funktioniert oder abläuft, wie es sollte, spricht man von einer Funktionsstörung oder Dysfunktion. Dieser Begriff fällt neuerdings auch im Zusammenhang mit Familien, in denen das Leben nicht in den richtigen Bahnen verläuft und wichtige Funktionen gestört sind. Unter den gestörten Verhältnissen dieser dysfunktionalen Familien ist die Wahrscheinlichkeit groß, dass es zu Missbrauch und Misshandlungen kommt, die auf körperlicher, gefühlsmäßiger, verbaler, religiöser oder sexueller Ebene und zwischen den Eltern, zwischen Eltern und ihren Kindern oder unter den Kindern stattfinden. Ein Elternteil oder beide Eltern füllen das Loch, das der jeweilige Partner nicht füllen kann, indem sie sich an die Kinder wenden. Kleine Mädchen werden so zu Ersatzfrauen, kleine Jungen müssen die Stelle des Vaters einnehmen.

In beiden Fällen werden die Kinder in Rollen gedrängt, die sie von ihrem Alter her nicht begreifen und von den Voraussetzungen, die sie mitbringen, auch nicht erfüllen können. In einer solchen Familie werden die traditionellen Rollen völlig verdreht. Keiner kümmert sich um die Kinder und beschützt sie, wie es angemessen wäre; den Kindern wird nicht erlaubt, einfach Kind zu sein. Viele Kinder müssen Elternrollen übernehmen und beispielsweise auf jüngere Geschwister aufpassen; sie werden dazu gezwungen, die Verantwortung eines Erwachsenen zu tragen, lange bevor sie dazu wirklich in der Lage sind.

Häufig sind die Eltern selbst alkohol-, nikotin- oder medikamentensüchtig und als Kind missbraucht worden. Kinder aus gestörten Familien werden selbst zu gestörten Menschen, die dann häufig zu Erwachsenen heranwachsen, die die von ihnen geforderten Funktionen ebenfalls nicht richtig erfüllen können. Und solange dieser Kreislauf nicht unterbrochen wird, setzt er sich von Generation zu Generation fort.

Co-Abhängigkeit

Wer sich auf unsinnige und übermäßige Weise auf einen anderen verlässt, wird von dieser Person abhängig. Die Ursache für die Entwicklung eines solchen Abhängigkeitszustandes liegt in einer in der Kindheit erfolgten Programmierung oder Konditionierung, die dazu führt, dass dieser Mensch Anerkennung für sich, sein Leben, häufig für alles, was er tut, sagt, denkt oder fühlt, bei jemand anderem sucht.

Co-Abhängigkeit, die pathologische innere Bindung an einen (häufig suchtkranken) Menschen, ist mit einem Mangel an Selbstachtung, fehlendem Selbstwertgefühl, innerer Unsicherheit und vor allem Angst verbunden: Angst davor, allein zu sein oder etwas nicht zu schaffen, Angst davor, Ärger oder Wut auszudrücken (oder nicht dazu fähig zu sein), die Kontrolle über sich selbst oder jemand anderen zu verlieren, Angst vor dem Verlassen einer schmerzhaften oder von Missbrauch geprägten Beziehung, Angst davor, Bedürfnisse nicht erfüllt zu bekommen und gleichzeitig zu sehen, dass allen anderen das gelingt, Angst davor, nicht auszureichen, nicht gut oder liebenswert oder reich oder berühmt genug zu sein. In dieser Situation konzentrieren wir uns die ganze Zeit auf uns selbst, was zu einer neurotischen Ichbezogenheit und zu Verhaltensweisen führt, die sich nur um die Erfüllung der eigenen Wünsche drehen. Die geringe Selbstachtung führt in Kombination mit dem Gedanken, „nicht zu genügen", dazu, dass die betreffenden Personen andere manipulieren und kontrollieren müssen, um sich auf irgendeiner Ebene überlegen zu fühlen, während sie sich tief in ihrem Inneren in allem, was sie sagen oder tun oder an Gefühlen hegen, minderwertig fühlen.

Nach dem Verständnis der chinesischen Medizin beruhen alle diese Zustände auf einer sehr starken Störung des energetischen Gleichgewichts.

Welche Suchtstrukturen oder gestörten Verhaltensmuster auch immer auftreten mögen, ihre Entwicklung und ihr weiterer Verlauf werden auf der körperlichen Ebene von einem der folgenden Organe beeinflusst: Milz-Pankreas, Lunge, Niere, Leber oder Herz.

Sucht und Milz-Pankreas

Der Milz-Pankreas-Meridian reguliert das Immunsystem und steuert bei Männern und Frauen die Funktionen der Geschlechtsorgane. Zu einem großen Teil ist Sexsucht die Folge des Wunsches, zu lieben und geliebt zu werden. Das einzige Problem dabei ist die Tatsache, dass die meisten Menschen, die als Erwachsene süchtig nach Sex sind, als Kinder nicht geliebt wurden und immer ganz ausgehungert nach Liebe waren. Ein kleiner Junge hatte vielleicht eine narzisstische, verletzende oder zurückhaltende Mutter;

ein kleines Mädchen könnte einen gefühlskalten, in sich gekehrten Vater gehabt haben. Vielleicht kam es in der Kindheit auch zu körperlichen Misshandlungen, zu emotionalem oder sexuellem Missbrauch.

Das Gefühl echter Liebe ist diesen Menschen unbekannt. Wer süchtig nach Sex ist, sehnt sich nach Liebe, obwohl er oder sie sich eigentlich gar nicht so sicher ist, was Liebe wirklich bedeutet. Wenn wir als Kinder eine angemessene Erziehung genossen haben und uns ausreichend Liebe geschenkt wurde, entwickeln wir uns zu friedfertigen Erwachsenen, denen nichts Wesentliches fehlt und die wissen, dass sexuelle Liebe aus tiefer, spiritueller Liebe und Bindung erwächst. Beim Geschlechtsakt teilen wir Energien auf der Ebene unserer Seelen miteinander, was weit über einen bloßen Orgasmus hinausgeht.

Aus Angst davor, allein zu sein, wollen Sexsüchtige wie Drogensüchtige den schnellen Kick, um ihre Langeweile zu vertreiben, sich in irgendeinen besseren Zustand zu bringen oder ein Glücksgefühl zu erzeugen. Die Jagd, die Verführung und das orgiastische Hochgefühl ist nicht von langer Dauer. Unverbindliche sexuelle Begegnungen für eine Nacht helfen den Süchtigen tatsächlich, ihrer Angst vor dem Verlassenwerden, vor dem Überwältigtsein und Verschlungenwerden, vor wahrer Intimität, Bindung und Verbindlichkeit auszuweichen. Der Sog, der diese Menschen zu zwanghaftem Sex treibt und sie davon abhängig macht, hat seinen Ursprung in einer primären Körperfunktion niederer Natur; bei dieser Art von Sex ist kein höheres Bewusstsein involviert.

Einige werden trotzdem irgendwann eine feste Beziehung eingehen, die das Potenzial zu Wachstum und tiefer Intimität besitzt. Sobald ihr Leben jedoch zu glatt, zu glücklich, zu ruhig geworden ist, wird es als langweilig empfunden und sie sind wieder auf und davon und auf eine neue sexuelle Eroberung aus.

Dies lässt sich als rückwärts fließende Energie beim Energieaustausch zwischen Milz-Pankreas und Niere und in Verbindung mit der mit den Nieren verknüpften Angst auffassen. Der Grund für das beschriebene Verhalten liegt bei jedem woanders. Häufig kommt es dazu, weil echte Intimität so angstbesetzt ist, dass die betreffenden Personen sie abwehren, indem sie sich entweder zurückziehen oder bewusst gemein oder grausam sind und ihren jeweiligen Partner oder ihre Partnerin verletzen. Ein Rückzug kann seine Ursachen in der Familie haben – vielleicht hat sich ein Elternteil immer zurückgezogen. Das Leben dieser Menschen wird zu einer schier endlosen Runde sich immer weiter fortsetzender, scheinbares Glück hervorrufender sexueller Handlungen, die zur Rechtfertigung ebensolcher Handlungen dienen, bis die Süchtigen sich ernsthaft auf ein Therapieprogramm einlassen, bei dem sie den Grund ihres Problems erkennen. Die von ihnen abhängigen Partner oder Partnerinnen verlassen die Beziehung und suchen selbst Hilfe, um ihren Anteil an diesem Fehlverhalten zu erkennen und vor allem die Anziehungskraft des Süchtigen auf sie zu verstehen. Vielleicht bleibt das Paar aber auch zusammen und die echte Liebe, die sie auf einer tiefen Ebene seelischer Verbundenheit füreinander empfinden, kann ihnen dabei helfen, ihre Verletzungen aus der Kindheit zu heilen. (Immerhin wurden sie ja ursprünglich voneinander angezogen, weil sie gegenseitig ihre seelischen Verletzungen erkannten.) Sich als Paar bewusst auf einen solchen Prozess einzulassen, kann eine sehr lohnende Angelegenheit sein. Zunächst wird sich dabei jeder darauf konzentrieren, Eigenliebe zu entwickeln. Allmählich fühlen sich beide wohl in ihrer Haut, wobei keiner mehr daran denkt, dem anderen irgendeine Schuld zuzuweisen. Irgendwann werden die beiden sich selbst genügen und miteinander glücklich sein, während jeder die eigenen Themen anschaut, sich ihnen stellt und an ihnen arbeitet. Das kann zwar zu einer vollständigen Heilung führen, erfordert aber eine ungeheure Geduld und große Hingabe an sich selbst und den anderen.

Das Zusammenwirken zwischen Milz-Pankreas und Magen ist dafür zuständig, dass die Nahrung verteilt wird und zwar nicht nur körperliche, sondern auch emotionale Nahrung.

Daher sind Mund und Magen auch direkt am Drama des Ess-Brech-Süchtigen beteiligt, der emotionales Genährtsein durch exzessive Nahrungsaufnahme zu erreichen sucht und gleichzeitig befürchtet, zu dick zu sein und den Zwang verspürt, jede Gewichtszunahme zu unterbinden. Wieder haben wir es hier mit einer Situation zu tun, bei der aus Angst Energie aus der Niere zurückfließt oder an der die Gallenblase in ihrer kontrollierenden Funktion beteiligt ist. Obwohl an Bulimie leidende Personen ihre Mahlzeiten regelmäßig erbrechen, werden sie häufig tatsächlich dick, weil sie das ausgewogene Gleichgewicht ihrer Verdauungsenzyme völlig durcheinander gebracht haben und ein Großteil des Fetts im Dünndarm nicht mehr richtig verdaut wird.

Menschen, die an Anorexie (krankhafter Appetitlosigkeit) leiden, hungern sich buchstäblich zu Tode, weil sie das Gefühl haben, es nicht wert zu sein, geliebt zu werden. Sie meinen auch, das gut genährte Herz, das ihnen Liebe schenken kann, nicht verdient zu haben. Auch diese Menschen befürchten, dick zu werden, weil sie sich als dicke Menschen jeder Liebe unwürdig empfinden. Selbst wenn sie nur noch aus Haut und Knochen bestehen, haben sie bei ihrem täglichen Blick in den Spiegel das Gefühl, zu dick zu sein und sind wie besessen von dem Gedanken, ihr Gewicht unter Kontrolle zu halten und ihr Aussehen ihrem Ideal entsprechen zu lassen.

Sowohl bei Bulimie als auch bei Anorexie leiden die betreffenden Personen unter einer auf breiter Ebene vorhandenen Unausgewogenheit im Bereich der Ernährung. Dabei geht aus der einen Störung des Gleichgewichts die nächste hervor, was das Potenzial besitzt, manische Hochgefühle und Depressionen zu erzeugen, Ungleichgewichte in der Hirnchemie auszulösen, Heißhunger (nach der richtigen Nahrung) hervorzurufen, sowie Ungleichgewichte im Drüsensystem und ein heftiges Verlangen nach anderen Stoffen wie Zucker oder Drogen zu verursachen. Wer an Essstörungen leidet, sollte damit beginnen, sich eine ausgewogene Ernährung anzugewöhnen, regelmäßige Mahlzeiten einzuhalten und dem Körper zusätzlich Vitamine und Mineralstoffe zuzuführen. Auf diese Weise können wir dazu beitragen, den Körper wieder in sein Gleichgewicht zu bringen und so frühen Alterungsprozessen und degenerativen Krankheiten vorbeugen.

Sucht und Lunge

Rauchen, exzessives Essen, Telefonitis, Kaugummikauen, das Knabbern an den Nagelhäuten oder Fingernägeln, Tabakkauen, Daumenlutschen, Nasenbohren, übermäßiges Kauen und Lutschen an Süßigkeiten — das alles sind orale Suchtstrukturen, die Befriedigung verschaffen oder zwanghafte orale Verhaltensmuster. Rauchen befriedigt ein Bedürfnis, das aus dem unbewussten Verlangen herrührt, Gefühle des Kummers und der Traurigkeit zu betäuben. Traurigkeit hängt mit der Lunge zusammen.

Durch die Aufnahme von Nikotin stumpft die Lunge ab, das Herz hingegen wird durch den aus den Nebennieren freigesetzten Adrenalinstoß stimuliert, sodass wir eine Kombination aus Ruhe und Freude empfinden. Andere Drogen, die geraucht werden können, lassen die gleichen euphorischen Gefühle entstehen, weil durch sie die Energie im Herzmeridian auf unnatürliche Weise erhöht wird. Wieder kommt es als Ergebnis dieses kurzzeitigen, angenehmen „Kicks" zu einer Rückwärtsbewegung der Energie: Sie fließt aus der Lunge zum Herzen zurück. Menschen, die über viele Jahre hinweg Marihuana geraucht haben, geraten irgendwann an einen Sättigungspunkt, an dem ihr Körper die Wirkungen von Marihuana nicht länger gut verträgt. Oft reagieren sie dann mit Herzrasen, in seltenen Fällen sogar mit Herzanfällen. Dieser Sättigungspunkt ist bei jedem Menschen verschieden, eine lange Zeit für den einen bedeutet eine kurze Zeit für den anderen.

Die Lunge kontrolliert die Leber, die das Blut speichert. Wenn sich in der Leber übermäßig viel Energie ansammelt, weil die Lunge nicht richtig funktioniert, baut sich „alte" Energie auf, was sich auf das Herz auswirkt, dann wiederum auf die Leber, die Milz-Pankreas kontrolliert, sodass es zu Menstruationsproblemen kommt. Ein Dominoeffekt! Und das alles nur, weil Sie mit dem Rauchen angefangen haben! Schauen Sie sich bitte noch einmal im Kapitel über die Fünf-Elemente-Lehre auf den Seiten 36 bis 38 die Diagramme über den (zyklischen) Energieaustausch an. Erkennen Sie allmählich, wie sich Suchtstrukturen, Energiebewegungen und Ihr Körper gegenseitig beeinflussen?

Eine meiner besten Freundinnen rauchte seit ihrer Zeit auf dem College über fünfundzwanzig Jahre lang. Vor einigen Monaten gab sie das Rauchen auf. Seitdem hat sie unzählige Stunden geweint und ist mit einer tiefen Traurigkeit in Kontakt gekommen, die ihre Wurzeln in ihrer Kindheit hat. In dieser Zeit hat sie sich häufig erkältet und Husten gehabt – ebenfalls eine Weise, auf die der Körper Gefühle der Trauer ausdrückt. Vor kurzem erkrankte sie an einer schweren Bronchitis. Eines Tages gingen ihr nach einem nicht enden wollenden Weinanfall einfach die Tränen aus und sie hatte das Gefühl, dass nach einer langen Zeit des Regens wieder die Sonne zum Vorschein kam. Sie fand Zugang zu einer ungeheuren Wut auf ihren Vater. In den Begriffen der Fünf-Elemente-Lehre ausgedrückt, war sie unfähig gewesen, mit dieser Wut in Kontakt zu kommen und sie herauszulassen, solange nicht der letzte Tropfen Traurigkeit ihren Körper verlassen hatte. Die Lunge kontrolliert die der Leber zugeordneten Gefühle.

Als sie bei ihrer Wut bleiben und diese auf ihren Vater richten konnte, fiel es ihr ungeheuer schwer, nicht wieder dem Alkohol zu verfallen, der immer schon eine unselige Anziehungskraft auf sie ausgeübt hatte. Während die Leber die Wut verarbeitete und freisetzte, wurde der Drang zu trinken wieder schier übermächtig. In dieser Zeit musste sie ihren Vater mit einigen geschäftlichen Problemen konfrontieren, was zur Folge hatte, dass sie sich den ganzen Rest des Tages erbrach und körperlich und gefühlsmäßig völlig erschöpft war. Daraufhin nahm sie sich zehn Tage frei und zog sich an einen abgeschiedenen Ort zurück. In diesen zehn Tagen begann sie, ihre Neigung zu Anorexie und ihre ungesunden Essgewohnheiten, durch die sie schlank bleiben wollte, genauer unter die Lupe zu nehmen. Sie entwickelte alle Symptome eines Magengeschwürs, das aber real nicht vorhanden war. Ihre Wut und das Gefühl, in den Augen ihres Vaters nie gut genug zu sein, waren die Gründe dafür, dass sie so wenig Appetit hatte und so wenig aß. Bei einem Treffen sprachen wir über Nahrungsmittel, die richtigen Portionen und ausgewogene Mahlzeiten und sie sagte, sie würde sich jetzt bemühen, gut zu essen. Leber/Gallenblase kontrolliert Milz-Pankreas/Magen.

Meine Freundin hatte einen Großteil ihrer Wut auf ihren Vater verarbeitet (deren Ursachen sie nie genau erkannt hatte), als sie sich auf einmal an Situationen erinnerte, in denen ihr

Vater sie und ihre Geschwister missbraucht hatte. Mit diesen aus den Tiefen ihres Unbewussten aufsteigenden Erinnerungen verwandelte sich ihr Leben von dem einer kraftvollen und sich selbst und ihr Leben im Griff habenden Frau zu dem eines unsicheren, hysterischen Kindes, das von Albträumen und Panikanfällen gequält wurde.

In der relativ kurzen Zeit von neun Monaten hat diese mutige Frau das Rauchen aufgegeben, ist dem Alkohol ferngeblieben und hat ihre Essstörungen in den Griff bekommen. Und das alles „einfach" nur, weil sie bereit war, so lange zu weinen, wie sie es brauchte, um in dreißig Jahren aufgestaute Gefühle herauszulassen. Heute weiß sie, wie sie den Rest ihres Lebens verbringen und wen sie daran teilhaben lassen will und trifft die dazu nötigen Entscheidungen. Sie wird nicht länger von den emotionalen Forderungen oder Erwartungen ihres Vaters beherrscht, sondern kommuniziert jetzt mit ihm als gleichberechtigtes Gegenüber, was sie als „sehr erfrischend" empfindet.

Ein Beispiel für eine Maßnahme aus der allopathischen Medizin, die auf energetischem Wege auf die Verhältnisse im Körper einwirkt, ist ein rezeptpflichtiges Nikotinpflaster, das Entzugssymptome unterbinden und es so Nikotinsüchtigen ermöglichen soll, das Rauchen aufzugeben.

An welche Stelle des Körpers klebt man dieses Pflaster? Genau zwischen die beiden Punkte 2 und 3 auf den Lungenmeridian am Oberarm! Ihr Körper wird dann immer noch mit Nikotin bombardiert, aber dieses Mal gelangt der Suchtstoff direkt in den Lungenmeridian und nicht mehr in die Lunge. Was ist eigentlich schlimmer? In diesem Bereich des Arms verlaufen noch Dickdarm-, Herz-, Perikard- und Dünndarmmeridian, ganz zu schweigen vom Dreifachen Erwärmer, der alle Meridiane reguliert.

Zu den vom Hersteller angegebenen Nebenwirkungen bei Anwendung dieses Pflasters gehören Unterleibsschmerzen, Verstopfung, Übelkeit, Erbrechen, Menstruationsschmerzen, Schlaflosigkeit, hoher Blutdruck, Rückenschmerzen, mit Nikotin vergiftete Muttermilch, Fehlgeburten und ein geringes Geburtsgewicht bei Neugeborenen[29].

Mit anderen Worten: Die Platzierung des Pflasters direkt auf dem Lungenmeridian stört den gesamten natürlichen Energiefluss. Wer weiß, wie sich das Pflaster auf die anderen Yin-Organe auswirkt oder auf das Partnerorgan der Lunge, den Dickdarm? Oder auf die Nieren, an die die Lunge Energie abgibt? Oder auf die Leber, die von der Lunge kontrolliert wird? Schwächt das Pflaster die Energie im Lungenmeridian so sehr, dass keine Energie mehr aus dem Milz-Pankreas-Meridian aufgenommen werden kann? Ist das der Grund, warum Frauen in Verbindung mit diesem Pflaster von Menstruationsproblemen berichten? Sind diese Probleme auf die aufgestaute Energie zurückzuführen, die von Milz-Pankreas nicht an die Lunge weitergegeben werden kann? Die Zeit sowie die Beobachtungen der Anwenderinnen dieses Pflasters werden uns Aufschluss darüber geben.

Bei dem so genannten Norplant-System, einem Verfahren zur Geburtenkontrolle, werden in unmittelbarer Nähe des Herz- und Perikardmeridians Implantate unter die Haut gepflanzt, die fünf Jahre lang Schutz vor einer Schwangerschaft bieten. Zwei Punkte auf dem Perikardmeridian gehören zu den verbotenen Schwangerschaftspunkten. Mögliche Nebenwirkungen dieses Verfahrens umfassen hohen Blutdruck, ein erhöhtes Risiko von Blutgerinnseln, Herzinfarkt, Schlaganfall, eine unregelmäßige Monatsblutung, eine verzögerte Follikelauflösung, ein erhöhtes Risiko von Erkrankungen der Gallenblase und Lebertumore. Auch hier stellt sich mir die Frage, ob diese Nebenwirkungen nicht auf der Nähe der Implantate zu anderen Meridianen beruhen.[30]

Sucht und Nieren

Jede Sucht, hinter der Angst steht, wird von den Nieren noch verstärkt. Die Nieren sind Energiespeicher, auch für die Sexualenergie. Angst steht mit den Nieren in Verbindung und wird von der Niere verarbeitet.

Die Niere steht auch mit dem Willen – der Fähigkeit, Entscheidungen zu treffen und diesen Entscheidungen gemäß zu handeln – in Zusammenhang; die Nieren leiten Energie zum Sitz unserer Lebenskraft, der Leber, und haben auch etwas mit dem Öffnen der Energiebahnen zu tun. Wenn der Nierenmeridian durch Angst blockiert wird, haben wir weder den Willen noch den Ehrgeiz, etwas zu ändern, uns für die tieferen Bereiche des Denkens zu öffnen und mit unserer Seele oder dem höheren Bewusstsein zu verbinden, also mit dem Teil von uns, der weiß, dass wir alte Verhaltensmuster verändern müssen, damit spirituelles Wachstum und richtiges Handeln in unserem Alltag möglich werden. Blockiert uns die Angst, sind wir in unseren Suchtstrukturen und unserem gestörten Verhalten gefangen. Weil die Nieren Energie speichern, können alle Meridiane aus dem Gleichgewicht geraten, sobald die Nieren „wegfallen".

Wenn sich der Energiefluss umkehrt, kann die Furcht vor dem Verlassenwerden Sexsüchtige dazu drängen, wahllose sexuelle Kontakte einzugehen, um ein Ventil für ihre Sexualenergie zu finden. Die Angst vor dem Verlassenwerden oder die Angst vor festen Bindungen bringt diese Menschen häufig dazu, selbst ihre Partner zu verlassen, bevor diese den gefürchteten Schritt tun können. Da die Nieren das Herz kontrollieren, kann eine herzliche, liebevolle, intime und verbindliche Beziehung niemals Realität werden und aufgrund der eigenen Ängste werden alle realen Chancen zum Glück mit einem anderen Menschen immer wieder zunichte gemacht.

Eines Abends kam ein Mann in meine Beratung, der ein klassisches Beispiel für jemanden war, der als Kind missbraucht und daraufhin als Erwachsener süchtig geworden war.

Er war praktisch sein ganzes Leben lang missbraucht worden – sexuell, verbal und in religiöser Hinsicht. Seine Mutter, eine religiöse Fanatikerin, die dauernd die Bibel zitierte und von ihrem Mann verlassen worden war, machte ihn in frühen Jahren zu ihrem Ersatzehemann; beide duschten immer noch zusammen. Durch ihre massive Beeinflussung auf der religiösen Ebene, bei der alles, was die beiden taten, im Namen „spiritueller Liebe" erfolgte, hatte sie ihren Sohn davon überzeugt, dass er der neue Christus sei und verständlicherweise hatte er Schwierigkeiten, diesen Erwartungen zu entsprechen. Im Alter von neun Jahren war er von einer Babysitterin sexuell missbraucht worden; während seiner Schulzeit war er immer wieder von seinen Lehrerinnen bloßgestellt und lächerlich gemacht worden. Auch in seinen späteren Beziehungen landete er immer bei Frauen, die ihn sehr schlecht behandelten.

In der Lebensphase, in der er zu mir kam, war er von Alkohol, Zigaretten, Marihuana und Kokain abhängig – im Grunde von allem, was er an Drogen in die Hände bekam. Seine vielen Süchte halfen ihm, seinem Leben zu „entkommen". Diese Substanzen erlaubten aber auch unbewussten Erinnerungen, an die Oberfläche seines Bewusstseins zu steigen – und was immer er an dem Abend unseres Treffens genommen haben mochte, es hatte bei ihm Erinnerungen freigesetzt, die plötzlich auf furchtbare Weise für ihn Sinn ergaben.

Die Konfrontation mit diesen Erinnerungen und damit auch die Konfrontation mit seiner Angst erlaubten ihm, diese Angst auf gesunde und bewusste Weise aufzulösen, anstatt vor ihr durch das Ausleben seiner Suchtstrukturen davonzulaufen. In jener Nacht redete er bis zum frühen Morgen, unaufhörlich kamen ihm Erinnerungen und er weinte und lachte, was für ihn den Beginn des Heilungsprozesses darstellte.

Wenn jemand völlig von Furcht vereinnahmt wird und seine Ängste dazu führen, dass seine Nieren strapaziert werden und einem Übermaß an Energie ausgesetzt sind, wird auch das Immunsystem davon in Mitleidenschaft gezogen. Ist der Nierenmeridian so schwach, dass er seine Kontrollfunktion nicht mehr erfüllen kann, wird dadurch eine ganze Kette von Reaktionen ausgelöst.

Die Angst vor Kontrollverlust fesselt den Alkoholiker an seine Flasche, denn die durch seine Angst blockierten Nieren können der Leber nicht mehr dabei helfen, den Wahnsinn des Saufens zu beenden und die aufgestaute Wut im Zaum zu halten.

Leidet jemand an Anorexie, wird er durch seine Angst vor dem Dickwerden dazu gebracht, zu hungern. Die gleiche Angst veranlasst an Bulimie leidende Personen, große Mengen zu essen und anschließend zu erbrechen. Die Angst davor, nicht mehr den Anschein wahren zu können, alles unter Kontrolle zu haben (Gallenblase), führt zu Lügen und unehrlichem Verhalten. Da die Betreffenden wissen, dass sie sich falsch verhalten haben, fühlen sie sich schuldig, verurteilen sich und lassen die Gefühle, die sie normalerweise gegenüber sich selbst empfinden, an den Menschen aus, die ihnen am nächsten stehen – an der Ehefrau oder dem Ehemann, an guten Freunden oder Freundinnen, manchmal auch im Lebensmittelgeschäft oder auf der Autobahn an einer fremden Person.

Die Angst, die Willenskraft zu verlieren, hält die Spielsüchtigen bei ihren Glücksspielen, ganz gleich, ob sie auf Pferde, Windhunde oder den Ausgang von Sportereignissen setzen oder Investitionen mit hohem Risiko tätigen. Die Spieler werden zu ihren Handlungen getrieben, weil sie befürchten, nicht genug zu haben und nach schneller Befriedigung, schnellem, leicht verdientem Geld gieren. Häufig haben Spielernaturen ein geringes Selbstwertgefühl und werden sogar von ihrem unbewussten Wunsch getrieben, zu verlieren, weil sie das Gefühl haben, das, was sie besitzen, eigentlich gar nicht wert zu sein.

Wenn sich auf diese Weise immer mehr Ängste aufgebaut haben, sind wir irgendwann erschöpft, am Ende unserer Kräfte und höchstwahrscheinlich auch körperlich krank, müssen aufgeben, kommen nicht mehr weiter, stehen wie vor einer Wand, auf der unsere Themen, unsere Torheiten, unsere Wahrheiten und Täuschungen geschrieben stehen. Hoffentlich können wir uns in dieser Situation – wenn wir auf dem Tiefpunkt angelangt sind – unsere Abhängigkeiten anschauen, unser Leben in Ordnung bringen und es nun schaffen, uns auf eine angemessene Weise zu ernähren, zu bewegen und zu lieben.

Vor der Wand zu stehen, ist schmerzhaft und Furcht einflößend und es geht dabei nicht um Verurteilung, Kritik oder Schuldzuweisungen. Das was da ist, ist einfach. In diesem Augenblick stehen wir einem Thema gegenüber, von dem wir in der Tiefe unseres Herzens insgeheim immer schon gewusst haben, dass es da ist. Und eines Tages können wir nicht länger davor davonlaufen, weder körperlich noch emotional.

Sind wir an dieser Wand angelangt, ist es an der Zeit, sich ganz darüber klar zu werden, was wir in unserem Leben akzeptieren wollen und was nicht. Hat Sie jemand beschimpft, geschlagen, bedroht, belogen? Schuldet Ihnen jemand Geld, will das jedoch nicht schriftlich bestätigen? In dem Augenblick, in dem Sie sich ganz klar werden, dass bestimmte Aspekte Ihres Lebens für Sie nicht länger akzeptabel sind, werden diese aus Ihrem Leben verschwinden und sich nicht länger in Ihrer Welt manifestieren.

Wenn Sie einfach Ihre Sachen packen und davor weglaufen, sich emotional davon zurückziehen, sich davor verschließen oder es ignorieren, ist „es" immer noch da. Die Wand ragt vor Ihnen auf, links und rechts von Ihnen, hinter Ihnen. Sie ist überall. Sobald Sie sich Ihrem Thema aussetzen, Ihrer Angst die Stirn bieten und sie annehmen, Ihre Schmerzen durch Ihr Weinen bewältigen – die Verbindung von Lunge und Niere –, werden Sie das Gefühl haben, ganz allein dazustehen, allerdings ohne dabei Angst zu empfinden. Sie werden sich friedlich und leicht fühlen, eine große Last ist von Ihren Schultern gefallen. Die Mauer verschwindet, sobald Sie ihr mutig entgegentreten.

Sucht und Leber

Wie bereits an anderer Stelle erwähnt, wird unterdrückte Wut der Leber zugeordnet. Aus einem unbewussten Bedürfnis heraus, die Wut nicht zu spüren oder alte Erinnerungen zu unterdrücken, die etwas mit dem ursprünglichen Gefühl der Wut zu tun haben, kann jemand dem Alkohol verfallen.

Wenn sich der Trinker entspannt und sich nicht mehr so stark im Griff hat (die Gallenblase, Partnerin der Leber, steht für Kontrolle), bringt der Alkohol die Wut zum Vorschein – der Trinker kann gewalttätig werden. Die Redewendung, „den Kummer ertränken", weist auf die Beziehung zwischen Lunge und Leber hin, die dabei hilft, Gefühle abzustellen. Da dann die Energie aus der Leber zur Lunge zurückfließt, zieht die Lunge die Wirkung des Alkohols in ihren Bereich, um vorübergehend die Traurigkeit auszulöschen, mit der dieses Organ eigentlich in Verbindung steht. Die Leber steht auch mit den Augen in Zusammenhang und viele Augenleiden sind mit übermäßiger Wut verknüpft; das Glaukom (grüner Star), eine Augenkrankheit, bei der sich der Augeninnendruck verstärkt und die häufig zu Blindheit führt, wird in der chinesischen Medizin als „Auge des Teufels" bezeichnet.

Jemand, der davor Angst hat, eine Party zu besuchen oder sich in Gesellschaft zu begeben, weil er keinen Ton herausbringt und gehemmt ist, wird durch einen oder zwei Drinks die Angst in der Niere auflösen, wenn die Wirkung des Alkohols aus der Leber zurückgezogen wird.

Einige Menschen leben ihre Wut durch eine Vergewaltigung aus, wobei ein Energieaustausch zwischen Milz-Pankreas, dem Organ, das über die Geschlechtsorgane herrscht, der Niere, dem Speicher sexueller Energie und der Leber, in der Wut verarbeitet wird, erfolgt.

Das Treffen von Entscheidungen, das Sehvermögen und die Fähigkeit zur intuitiven Schau sowie Spiritualität sind mit der Leber verknüpft. Manche Leute wenden sich lieber dem Alkohol zu, wenn sie unter Druck stehen, anstatt um Führung und Hilfe zu beten; und Spiritualität und Wut schließen sich im Allgemeinen aus.

Jemand, der nach Wut süchtig ist und voller tief sitzender, alter und gewöhnlich in der Kindheit wurzelnder Wut steckt, ist ein extrem schwieriger und verwirrender Lebenspartner. Diese Menschen, bei denen es sich nicht nur um Männer handelt, brauchen nämlich ein Ventil, um ihre Wut loszuwerden (die durch alte Gefühle der Wut gespeist wird), damit sie in ihrem Herzen Frieden und Ruhe spüren können. Auf subtile Weise ködern sie ihre Beziehungspartner oder Arbeitskollegen, indem sie eine hintergründige Frage stellen oder eine scheinbar harmlose Bemerkung fallen lassen. Der folgende Wortwechel ist ein Beispiel dafür.

Wutsüchtiger Ehemann: „Ich musste gerade den Pampelmusensaft wegkippen. Er ist schlecht geworden, weil du ihn auf dem Tisch stehen gelassen hast."

Ehefrau: „Ich habe dir schon immer gesagt, dass er schlecht wird, wenn er nicht im Kühlschrank steht."

Wutsüchtiger Ehemann: „Und warum hast du ihn dann einfach draußen stehen lassen?"

Ehefrau: „Wenn ich ihn in den Kühlschrank stelle, beschwerst du dich doch darüber, dass er zum Trinken zu kalt ist und willst, dass er draußen steht. Also lasse ich ihn eben draußen stehen, auch wenn ich weiß, dass er dort schneller schlecht wird."

Wutsüchtiger Ehemann: „Ich trinke doch nur den Pampelmusensaft aus roten Pampelmusen, den Saft auf dem Tisch trinke ich gar nicht. Den trinkst du doch, also hätte er im Kühlschrank sein sollen."

Ehefrau: „Ich wusste nicht, dass du nur Pampelmusensaft aus roten Pampelmusen trinkst. Woher weißt du denn, dass der andere schlecht geworden ist, wenn du den gar nicht anrührst?"

Wutsüchtiger Ehemann: „Jetzt reicht's mir aber mit dir! Immer musst du das letzte Wort haben! Warum kannst du nicht einfach mal den Mund halten? Du weißt nie, wann es besser ist, aufzuhören, nicht wahr? Ich kann dich einfach nicht mehr ertragen!"

Ehefrau: „Aber ... aber ... wovon redest du überhaupt? Was in aller Welt ist denn jetzt schon wieder falsch? Wir haben doch nur über Pampelmusensaft gesprochen."

Wutsüchtiger Ehemann: „Ach, halt jetzt endlich die Schnauze! Immer musst du das letzte Wort haben! Ich halte das einfach nicht mehr aus!" (Der Mann springt wütend auf und verlässt das Zimmer.)

Am nächsten Tag ist die Ehefrau ganz durcheinander und fühlt sich von dem Wortgefecht wie zerschlagen. Sie findet heraus, dass ihr wutsüchtiger Ehemann am Nachmittag vor dem Gespräch einen Streit mit einem Geschäftspartner hatte, an dem er seine Wut nicht auslassen konnte. Diese Szene ist typisch für viele Situationen, bei denen ein scheinbar rationales Gespräch in eine Brüllerei seitens des Wutsüchtigen umschlägt, von der die Frau völlig in Beschlag genommen wird, weil sie sich fragt, worum es bei dem Streit überhaupt geht. Am Ende stampft der Wutsüchtige aus dem Zimmer oder sogar aus dem Haus und gibt der Frau die Schuld für den Zustand, in dem sich die beiden jetzt befinden. Irgendwann wird die Ehefrau in der Lage sein, den Anfang eines solchen Stimmungswechsels zu erkennen und die Entscheidung treffen, sich nicht in eine derart unsinnige Unterhaltung verwickeln zu lassen, den Köder also nicht aufzunehmen. Der wutsüchtige Ehemann wird dann allein mit seiner Wut fertig werden müssen. Ein Streit mit einem Wutsüchtigen lässt sich nicht gewinnen, das steht einfach nicht auf seiner Tagesordnung. Ihm geht es nur darum, ihr alle Schuld unterzujubeln und zu brüllen. Die Ehefrau sollte sich ihre Energie für jemanden sparen, der ihr mehr zu geben hat, andere Dinge mit ihr teilen will und weniger an ihr auslassen muss.

Sucht und Herz

Heroinsüchtige, die sich bei dem Versuch, Freude zu finden, ihre Droge injizieren, steuern damit auf direktestem Wege, nämlich über die Blutbahn, den Ursprung ihrer Schmerzen an: ihr Herz. Auch Kokain wird beim Schnupfen über die Nasenschleimhäute in die Blutbahn aufgenommen. Die Nase gehört zum Atmungssystem und damit zur Lunge und die aus der Lunge zum Herzen zurückfließende Energie erzeugt das gewünschte Glücksgefühl.

Das Herz gibt dem Milz-Pankreas-Meridian Energie, der für die Geschlechtsorgane und das Immunsystem zuständig ist. Ein verschlossenes Herz, das unfähig ist, zu fühlen, wirkt sich auf das allgemeine Wohlbefinden aus, denn es kann Energie aus der Niere abziehen. Unsere Fähigkeit, unser Wohlbefinden aufrechtzuerhalten und bei Krankheiten wieder gesund zu werden, wird dadurch beeinträchtigt. Wenn das Hochgefühl nicht mehr erreicht werden kann, können sich Depressionen einstellen, was dann wiederum dazu führt, dass neue Abhängigkeiten und Suchtstrukturen ins Spiel kommen.

Was können wir tun?

Alle Drogen werden entweder geraucht, gespritzt, getrunken, geschnupft oder gegessen. Die mit dem Konsum dieser Drogen verbundenen Organe werden vor allem Yin bzw. dem Weiblichen zugeordnet. Milz-Pankreas, Lunge, Nieren, Leber und Herz sind Yin-Organe der weiblichen Energie und der Gefühle. Alle sind unverzichtbar und lebenswichtig. Unsere weibliche Kraft schenkt Leben und hält alles Leben, männliches wie weibliches, aufrecht.

Die Yin-Organe versetzen Frauen wie Männer in die Lage, zu nähren, fürsorglich zu sein, zu lieben und das Leben in uns durch die Liebe zu uns selbst zu erhalten. Die mitfühlende, sanfte, nährende Seite der Männer ist ihre Yin-Seite und die Fähigkeit des Mannes, seinen weiblichen Teil mit offenen Armen anzunehmen, macht ihn zu einem im Gleichgewicht befindlichen Individuum.

Wenn wir einen ungeschminkten Blick auf die Bereiche unseres Lebens werfen, in denen wir Probleme haben – Beziehungen, unsere Ernährung, materieller Besitz, unser Kontostand, die Verletzungen unseres Körpers durch Zigaretten, Drogen- oder Alkoholmissbrauch und selbstzerstörerische Verhaltensweisen –, werden wir Verhaltensmuster identifizieren, die wir, wenn wir wirklich ehrlich mit uns sind, nicht ignorieren können. Heilung beginnt, wenn wir beschließen, alles über uns in Erfahrung zu bringen und auch unsere dunkelsten und tiefsten Winkel kennen zu lernen, um aus diesen Erkenntnissen heraus und mit diesem neuen Wissen zu wachsen.

Sind Sie Alkoholikerin, weil Ihr Vater Alkoholiker war? Einfaches Verstehen hat eine große Heilwirkung, als ob dann das Gehirn die Macht übernimmt und sagt: „Okay, ich hab's kapiert. Ich begreife jetzt, warum ich den Zwang verspüre, dieses Glas Wein zu trinken. Und da ich das jetzt weiß, kann ich von nun an an meiner Krankheit arbeiten."

Wenn wir aufhören, uns so hart zu verurteilen, merken wir, dass die Ursprünge für die Problembereiche unseres Daseins als Erwachsene irgendwo in der Kindheit oder in unserer genetischen Kodierung liegen und dass es nicht im Himmel zu irgendwelchen Fehlern gekommen ist, sondern im Haus unserer Familien.

Wenn Sie das nächste Mal damit beginnen, etwas zu tun, dessen zwanghafte Natur Ihnen bewusst ist und das Sie immer wiederholen, dann suchen Sie nach einer Möglichkeit, damit aufzuhören. Selbst das Fernsehprogramm oder Videofilme oder das Lesen von Büchern hilft uns, Gefühle zu unterdrücken oder ein Loch zu füllen. Hatten Sie vielleicht einen Albtraum und haben daraufhin das Licht angemacht und zu lesen begonnen? Legen Sie das Buch weg und schauen Sie sich Ihren Albtraum an. Immerhin war es nur ein Traum, legen Sie die Zeitschrift weg und schreiben Sie etwas über das, was Sie gerade geträumt haben. Und ganz egal, wie alt Sie sind, nehmen Sie sich lieber Ihren Teddybär zum Kuscheln und schlafen mit ihm ein, als Ihre Gedanken mit einem Buch abzulenken. Sie können auch beten, bis der von der Erinnerung an den üblen Traum herrührende Schrecken abgeklungen ist. Zum ersten Mal dem Impuls zu einem zwanghaften Verhalten zu widerstehen, ist am schwierigsten.

Die Sache funktioniert etwa wie folgt. Nehmen wir einmal an, Sie sind jemand, der zwanghaft einkauft. Sobald Sie sich einsam, gelangweilt oder traurig fühlen, sobald Sie nervös werden oder an etwas Neues denken, mit dem Sie sich ausstatten wollen, das Sie sich aber weder leisten können noch brauchen, durch das Sie aber an Wert gewinnen, wenn Ihre Beziehung gerade zerfällt, sollten Sie sich einfach von Ihrem Lieblingsladen fern halten oder ihn wieder verlassen. Sie wissen ja, dass Sie gerade das Bedürfnis verspüren, etwas zu kaufen. In Wirklichkeit suchen Sie etwas, was Sie nährt und das Einkaufen füllt das Loch, das Sie spüren. Ist Ihnen langweilig, dann sind Sie vielleicht gerade ein verlorenes Kind, das nicht weiß, wo es langgeht. Wenn Sie dann einkaufen gehen, gewinnen Sie das Gefühl wieder, etwas zu haben, worauf Sie Ihre Aufmerksamkeit richten können, Sie finden ein Gefühl der Mitte wieder. Verkäufer erspüren die Einsamkeit ihrer Kundinnen und sind überglücklich, mit Ihnen ein Gespräch anzufangen, um den Kauf herbeizuführen, der die Kasse klingeln lässt. Ich kann mich gar nicht daran erinnern, wie viele Male ich beim prüfenden Blick in den Spiegel einer Umkleidekabine merkte, dass ich ein Kleid anprobierte, das mir überhaupt nicht stand, während die Verkäuferin davon schwärmte, wie toll ich darin aussah. Ganz gleich, wie voll Ihr Kleiderschrank sein mag – die Leere in Ihnen wird weiterbestehen.

Die folgende kleine Übung hat mir in solchen Situationen sehr geholfen. Wandern Sie im Geschäft herum, schauen Sie sich die Artikel an und erfreuen Sie sich an ihrer Schönheit, ohne etwas zu kaufen. Probieren Sie jede Menge Kleider an, aber kaufen Sie nichts! Das erste Mal wird Ihnen das sehr schwer fallen, doch innerlich fühlen Sie sich danach ganz anders. Es ist, als ob in Ihrem Gehirn ein neuer Schaltkreis aktiviert worden wäre. Bald werden Sie Ihre Freundin auf einen Einkaufsbummel begleiten können, ohne selbst etwas zu kaufen und sich dabei sehr wohl fühlen.

Schauen Sie sich aus diesem neuen Blickwinkel noch einmal Ihre Kindheit an. Hat Ihnen vielleicht früher immer jemand etwas gekauft, wenn Sie angefangen haben zu weinen? Gab es ein neues Spielzeug, wenn Sie sich ruhig verhielten? Hat man Sie mit solchen Dingen beruhigt, wenn Sie als kleines Kind auf einem Spaziergang wütend wurden, weil er viel zu lange dauerte und Sie Zeitangaben noch gar nicht abschätzen oder verstehen konnten?

Hat Ihr Vater Sie mit Geschenken verwöhnt, weil er sich schuldig fühlte, nachdem er Sie belästigt, geschlagen, ignoriert oder angebrüllt hatte? Hat er Ihnen zum Geburtstag oder ohne ersichtlichen Grund teure Geschenke gekauft? Und erwarten Sie jetzt als erwachsene Frau von Ihrem Mann oder Geliebten automatisch, dass er dasselbe tut und sind immer ganz enttäuscht, wenn er es nicht macht? Oder sind Sie vielleicht nie zufrieden, wenn Sie beschenkt werden, weil Ihnen das Geschenk nicht groß oder teuer genug erscheint?

Mit Nahrungsmitteln oder Drogen ist es ganz genauso. Hat Ihnen jemand ein Eis gekauft oder ein Bonbon in den Mund gesteckt, wenn Sie angefangen haben, zu quengeln? Welche traurige Erinnerung hat der tiefe Zug Nikotin tief in Ihren Körper hineingedrückt?

Oder hatten Sie vielleicht eine Kindheit, in der Sie Mangel litten und in der Ihnen immer etwas gefehlt hat? Wollen Sie jetzt alles besitzen, was Sie sehen und was Ihnen gefällt und sind Sie sich nicht sicher, woher dieser zwanghafte Impuls kommt? Gehen Sie in ein Schuhgeschäft, um ein Paar Schuhe zu kaufen und kommen mit sieben Paaren nach Hause zurück? Werfen Sie einen Blick in Ihre Kindheit!

Ein Freund von mir aus England wurde als Baby von seinen Eltern immer in den Pub mitgenommen. Dort bekam er von seinem Vater regelmäßig einen Schluck Bier, besonders wenn er laut wurde oder sich in dieser Umgebung zu langweilen begann. Er spielte dann oft den Familienclown und unterhielt die anderen mit seinem durch den Alkohol ausgelösten Gekasper. Wohin geht dieser Mann heute, um sich zu vergnügen? In die Kneipe! Hat er das Gefühl, ohne Alkohol Spaß haben zu können? Nein, ohne Alkohol bekommt er den Mund nicht auf und ist schüchtern. Er wurde bereits als Baby auf ein gestörtes energetisches Wechselspiel zwischen Leber, Herz und Niere programmiert. Mit vierzehn war er dann bereits Alkoholiker, ohne den Grund dafür zu kennen.

Seine Eltern trennten sich und erst im Alter von einundzwanzig Jahren erfuhr er von seiner Mutter diese Details aus seiner Kindheit. Diese einfache Eröffnung löste bei ihm eine starke Wut auf seinen Vater aus, mit dem er in der Folgezeit kaum noch ein Wort redete. Er hasste auf einmal auch alle Frauen, weil seine Mutter ihn nicht vor dem hatte bewahren können, was sein Vater damals mit ihm anstellte. Eine Weile segelte er saufend mit seiner Frau, ebenfalls Alkoholikerin, um die Welt. Diese Frau war als Kind sexuell missbraucht worden, wobei man ihr vorher Alkohol gegeben hatte, damit sie während des Missbrauchs entsprechend berauscht und schläfrig war. Als Erwachsene wacht sie nach ihrem Rausch immer wieder in einem fremden Bett auf und begreift nicht, wieso es dazu kommt. Ihr Mann ist verletzt und fragt sich, warum seine Frau ihm nicht treu ist. Irgendwann suchten die beiden professionelle Hilfe für ihre Probleme und seit sie das erste Mal in ihrem Leben begriffen haben, warum sie das alles getan haben, begegnen sie einander viel sanfter und liebevoller. Ihre alte Art, mit der Welt und ihrem Partner umzugehen, legten die beiden ab.

Der Schlüssel zu Ihrer Gegenwart ist Ihre Vergangenheit.

Gebärmutterhalskrebs und Geschlechtskrankheiten

Auch die Geschlechtsorgane werden von Organismen befallen, die in den Körper eindringen und dort enormen Schaden anrichten und zu Funktionsstörungen führen können. An dieser Stelle möchte ich warnend darauf hinweisen, dass Männer Geschlechtskrankheiten übertragen können, ohne selbst irgendwelche Symptome zu haben, beispielsweise bei Infektionen mit Candida albicans (Hefebakterien), Chlamydia trachomatis (allein in den USA infizieren sich über vier Millionen Menschen jedes Jahr mit diesen Bakterien), Herpes genitalis (Herpessimplex-Virus II) oder Warzen hervorrufenden Viren wie dem Papillom-Virus (HPV).

Gonorrhö (Tripper) und Syphilis

Auch Gonorrhö und Syphilis bleiben in einigen Fällen symptomlos. Beide Krankheiten gehören zu den schlimmsten Geschlechtskrankheiten überhaupt. Wenn sich Symptome der Syphilis zeigen, treten diese eine bis zwölf Wochen nach der Infektion auf und bestehen aus schmerzlosen und gewöhnlich kleinen wunden, entzündeten Stellen. Wird die Krankheit nicht behandelt, verwandeln sich diese Stellen zu einem Ausschlag, es kommt zu grippeähnlichen Symptomen, die von Fieber, Kopfschmerzen und Halsentzündungen begleitet werden. Syphilis kann zu Vernarbungen und Verstopfungen der Eileiter (oder der Samenleiter bei Männern) führen, die Unfruchtbarkeit, Blindheit bei Neugeborenen und eine Verlangsamung der geistigen Entwicklung beim Fötus hervorrufen können. In den Spätstadien der Syphilis können sich Herzkrankheiten, Lähmungen und Blindheit einstellen. In diesem Stadium kann die Krankheit das zentrale Nervensystem zerstören und im Wahnsinn oder mit dem Tod enden. Bei Tripper oder Gonorrhö kommt es gewöhnlich zu einem unangenehmen Ausfluss aus der Scheide und während des Geschlechtsverkehrs und des Harnlassens zu Schmerzen.

Kondylome (Feigwarzen) an den Geschlechtsorganen

Feigwarzen sind kleine, weiche Auswüchse. Nach einem Artikel in der Zeitschrift der American Medical Association[31] haben viele Männer, die sich in den Ländern des Fernen Ostens aufgehalten haben und dort sexuelle Kontakte hatten, nach der Heimkehr ihre Partnerinnen zu Hause infiziert. Feigwarzen oder Kondylome treten drei bis vier Wochen, manchmal allerdings auch erst bis zu acht Monate nach der Infektion auf. Manchmal wachsen sie nach innen und verursachen Abszesse im Genital- oder Analbereich. Chirurgische Eingriffe bewirken oft nur, dass sich die Warzen weiter nach innen zurückziehen und zu einem späteren Zeitpunkt wieder auftauchen. Scheidenwarzen können zu Gebärmutterhalskrebs führen.

Chlamydien

Chlamydien sind Bakterien, die die Geschlechtsorgane und gelegentlich (bei Analverkehr) auch den Anus oder (bei Oralverkehr) den Hals befallen. Wenn sich Symptome zeigen, bestehen diese aus einem Scheidenausfluss, der ein wenig an pusteligen Frischkäse erinnert, Schmerzen während der Menstruation und beim Geschlechtsverkehr und Schmerzen oder Stechen beim Harnlassen. Chlamydien können Nierenbeckenentzündungen hervorrufen, eine schwere Krankheit, die Entzündungen der Gebärmutter und der Eileiter bewirkt und zu Sterilität oder Extrauterinschwangerschaften führen kann. Das befruchtete Ei nistet sich dann nicht im Uterus, sondern im Eileiter ein, was für Mutter und/oder Fötus sehr schmerzhaft und sogar tödlich sein kann.

Gebärmutterhalskrebs

Nach Bob Flaws[32] werden alle bisher erwähnten Geschlechtskrankheiten und Virustypen mit Gebärmutterhals- und Prostatakrebs sowie Hautkrebs, Zungen- und Speiseröhrenkrebs und Krebserkrankungen des Nasenrachenraumes und des Anal- und Genitalbereichs in Zusammenhang gebracht. Das Vorhandensein der jeweiligen Krankheitserreger deutet auf eine Übertragung durch Oral-, Anal- oder Vaginalverkehr hin.

Auch der Epstein-Barr-Virus (EBV) wurde mit Gebärmutterhalskrebs in Verbindung gebracht. Jedes Jahr entwickeln weltweit etwa eine halbe Million Frauen Gebärmutterhalskrebs. Fast die Hälfte dieser Frauen stirbt innerhalb der auf die Diagnose folgenden zweieinhalb Jahre. 25 Prozent aller an Gebärmutterhalskrebs erkrankten Frauen sind noch keine 35 Jahre alt.

Zwischen Fehlbildungen des Gebärmutterhalses (Gebärmutterhalsdysplasien), Gebärmutterhalskrebs (einer häufigen Folgeerscheinung solcher Fehlbildungen) und dem Papillom-Virus (HPV) scheint ebenfalls eine Verbindung zu bestehen. Mir ist eine Frau bekannt, bei der mit 19 Jahren eine Fehlbildung des Gebärmutterhalses, das Vorhandensein von Papillom-Viren und Herpes diagnostiziert wurden und die noch Jungfrau war und keinen ihr bekannten sexuellen Kontakt mit einem Mann gehabt hatte. Im Alter von 35 begann sie sich daran zu erinnern, dass ihr Vater, der sowohl mit Papillom-Viren als auch mit Herpes infiziert war, Inzest mit ihr begangen hatte. Neben anderen gynäkologischen Problemen litten auch alle ihre Schwestern unter Fehlbildungen des Gebärmutterhalses; die ganze Familie war vom Vater sexuell missbraucht worden. Einige der Kinder konnten sich daran erinnern, die meisten jedoch verleugneten es. Auf alle jedoch hat der Missbrauch seine Auswirkungen.

An Fehlbildungen im Bereich des Gebärmutterhalses scheinen tatsächlich psychische Ursachen beteiligt zu sein, denn als die erwähnte Frau sich in eine Therapie begab und die mit dem Inzest zusammenhängenden Themen bewältigt hatte, normalisierte sich ihr Gebärmutterhals wieder. Aus der Sicht der chinesischen Medizin sind Gebärmutterhalsdysplasien mit Problemen verknüpft, die auf ein Ungleichgewicht im Bereich der Leber zurückzuführen sind. Die Energie kann nicht fließen, staut sich, „erhitzt" sich, steckt fest. Ich würde dieses Leiden mit Wut in Verbindung bringen. Im oben genannten Fall war die Frau tatsächlich für ihre unangemessenen Wutausbrüche bekannt. Sie hatte auch eine ungeheure Wut auf ihren Vater – wer sollte ihr das verdenken! –, die sich im Verlauf ihrer Therapie auflöste.

Die Frau hörte in der Folgezeit auch mit dem Rauchen auf. Rauchen ist bekannt dafür, mit Fehlbildungen des Gebärmutterhalses und Gebärmutterhalskrebs in Zusammenhang zu stehen und die Leber, die den Milz-Pankreas-Meridian kontrolliert (der die Geschlechtsorgane mit Energie versorgt), unterliegt ihrerseits der Kontrolle durch die Lunge. Wir haben es hier also mit einer Krankheit zu tun, die sich nach dem Muster der Energiebewegungen des Zyklus der Kontrolle vollzieht: Lunge über Leber zu Milz-Pankreas.

Hepatitis B

Der Hepatitis-B-Virus wird ebenfalls durch Geschlechtsverkehr übertragen. Gegen diese Form der Gelbsucht ist gegenwärtig als einzige Geschlechtskrankheit eine Impfung möglich. Geimpft werden die Partnerinnen oder Partner eines infizierten Menschen und (in den USA) Neugeborene. Auch Hepatitis B erzeugt bei vielen Infizierten keinerlei Symptome. Der Virus greift die Leber an, was zu Leberversagen, Leberkrebs, Hirnentzündung (Enzephalitis), Koma und schließlich zum Tod führen kann. Symptome tauchen einen bis sechs Monate nach der Infektion in drei Phasen auf. Sie beinhalten grippeähnliche Erscheinungen, Erbrechen, Unterleibsschmerzen, Durchfall, Übelkeit, Gelenkschmerzen, Schüttelfrost und/oder Fieber, Erschöpfung und übermäßiges Schlafbedürfnis, Nesselausschlag, Dunkelfärbung des Urins, Hellfärbung des Stuhls, Appetitlosigkeit und Gelbfärbung der Haut und der Augen. Die letzte Phase kann zwei bis acht Wochen dauern. Gewöhnlich kommt es auch zu Gewichtsverlust.

Die einzige Behandlung dieser Form der Gelbsucht besteht in Bettruhe und gesunder Ernährung. Die Genesungszeit beträgt etwa drei Monate.

Herpes

Der Herpes-Virus verursacht schmerzhafte Entzündungen, die am Mund als Lippenherpes oder Herpesbläschen und im Genitalbereich als Blasenausschlag und eitrige Flecken auftreten. Herpes wird durch offene, entzündete Stellen an Mund und Vagina, im Vaginalbereich oder am Penis übertragen. Es gibt zwei Typen des Herpes-Virus, den Typ I (oral) und den Typ II (genital). Typ I wurde gelegentlich auch im Genitalbereich entdeckt, wohin er wahrscheinlich durch Oralverkehr gelangte. Die Symptome treten gewöhnlich vier bis fünf Tage nach der Infektion auf. Herpes kann auch durch den Geburtskanal auf das ungeborene Kind übertragen werden und für dieses tödlich sein. Ein Mittel gegen den Virus ist nicht bekannt.

Aids

Gehen Sie auf Nummer Sicher und benutzen Sie Kondome! Das Risiko, sich mit einer Geschlechtskrankheit, ganz zu schweigen von Aids (acquired immune deficiency syndrome = erworbenes Immundefektsyndrom), zu infizieren, ist die Sache einfach nicht wert. Während Ihrer Periode sollten Sie auf Sex verzichten, auch wenn Sie zu dieser Zeit vielleicht darauf besonders ansprechbar sind. Ein Geschlechtsverkehr während der Tage kehrt den Energiefluss des Blutes um, schickt ihn in die Gebärmutter zurück und verursacht eine Stockung.

Der HI-Virus, der Aids hervorruft, lässt sich in allen Körperflüssigkeiten finden. Dazu gehören Blut, Speichel, Menstruationsblut, Samenflüssigkeit, Vaginalsekret, Gebärmutterhalsflüssigkeit, Fruchtwasser, Muttermilch, Schleimabsonderungen, Urin und Kot, Tränen und Schweiß. Übertragen wird er durch Blut, Samenflüssigkeit oder Vaginalsekret. Der HI-Virus verbreitet sich durch ungeschützten Sex (anal und vaginal), das Teilen von Nadeln beim Spritzen von Drogen, die gemeinsame Benutzung von Sexspielzeugen und von der infizierten Mutter auf das ungeborene Kind. Tätowierungen, Piercing, Akupunktur und Elektrolyse beinhalten ebenfalls das Risiko einer Infektion, wenn sie von einer Person durchgeführt werden, die ihre Ausrüstung nicht richtig sterilisiert.

Sollten Sie HIV-Trägerin sein, können Sie beginnen, etwas für sich zu tun, indem Sie Ihre Ernährung und Ihren Lebensstil ändern. Reduzieren Sie Stress, arbeiten Sie nicht zu viel, gönnen Sie sich Spaß und Bewegung, schlafen Sie viel, hören Sie auf, Alkohol zu trinken, zu rauchen oder Drogen zu nehmen und lassen Sie sich nicht mit Lebendimpfstoffen impfen. Vor allem sollten Sie Ihr Immunsystem ankurbeln und Ihren Milz-Pankreas-Meridian stärken. Routinemäßig alle sechs Monate einen HIV-Test zu machen, ist keine schlechte Idee. Vielleicht leben Sie ja im Moment gerade in einer monogamen Beziehung, aber wie viele Liebhaber hatten Sie vorher? Und wie viele Partnerinnen hat Ihr vorheriger Liebhaber vor Ihnen gehabt? Mit wie vielen Frauen hatte Ihr jetziger Partner Geschlechtsverkehr? Und was ist mit den Partnern dieser Frauen? Die Liste der sexuellen Kontakte nur eines Liebhabers könnte sehr lang werden. Erste Symptome der Krankheit zeigen sich manchmal erst nach über sechs Jahren.

Betrachten wir Aids aus der Perspektive der chinesischen Medizin, erkennen wir, dass alle betroffenen Körperflüssigkeiten mit Yin-Organen in Verbindung stehen.

Milz: Blut, Menstruationsblut, Samenflüssigkeit, Fruchtwasser und die von Frauen beim Orgasmus abgesonderte Flüssigkeit; Pankreas: Speichel; Lunge: Schleim; Nieren: Urin und Speichel; Leber: Tränen; Herz: Schweiß.

Da die Milz auf der körperlichen Ebene für unser Immunsystem verantwortlich ist, ist es klug, vor allem für einen gesunden und ausgewogenen Energiefluss im Milz-Pankreas-Meridian zu sorgen. Die Energie sollte von dort ohne Schwierigkeiten auf die anderen Yin-Organe übertragen werden können.

Über die verbotenen Schwangerschaftspunkte lässt sich das Immunsystem besonders wirkungsvoll über Magen 36 stärken. Andere Punkte, die nicht zu den verbotenen Punkten gehören, werden im vierten Teil des Buches unter der entsprechenden Rubrik aufgeführt. Vergessen Sie nicht, dass der Geschlechtsverkehr mit einem anderen Menschen nicht nur einen körperlichen Kontakt bedeutet, sondern dass Sie auch dessen Energie in Ihren Körper aufnehmen. Bevor Sie also beschließen, mit jemandem zu schlafen, sollten Sie ihn ein wenig kennen. Energie ist eine kraftvolle Medizin, im Guten wie im Schlechten.

Im Kapitel über Ernährung und Fasten werde ich ausführen, wie Vitamine und Ihre Ernährung Ihnen dabei helfen können, Ihren Körper gesund zu halten und wie Infektionen mit Hefepilzen durch eine entsprechende Diät beseitigt werden können.

Potenzpunkte für Männer

Obwohl sich dieses Handbuch vor allem an Frauen richtet, werden viele Frauen, die es zu Rate ziehen, in Beziehungen mit Männern leben. Um den Gesundheitszustand, die Leistungsfähigkeit und das Wohlbefinden Ihres Partners zu optimieren, haben Sie vielleicht den Wunsch, einiges aus diesem Buch mit ihm zu teilen. Aus diesem Grund enthält dieses Kapitel Informationen, die Männer betreffen.

Frauen, die mich aufgesucht haben, zweifeln manchmal an ihrer Weiblichkeit oder ihrer sexuellen Anziehungskraft und fragen sich: „Was ist nur mit mir los? Warum ist er nicht mehr an Sex interessiert? Wir haben doch die ganze Zeit immer miteinander geschlafen ... Er hat nachts immer diese Schweißausbrüche. Ist das ansteckend? Ich weiß, dass er manchmal Schwierigkeiten mit dem Urinieren hat ..." Normalerweise haben diese Probleme gar nichts mit der Frau zu tun und auch der Mann wird häufig von den Vorgängen in seinem Körper verwirrt oder verängstigt. Manchmal ist es ihm peinlich, das Thema überhaupt zur Sprache zu bringen. Aus Angst und Abwehr heraus kann ein Mann niedergeschlagen sein, wütend werden oder sich von seiner Partnerin zurückziehen.

Während sich die Verständigung immer schwieriger gestaltet und der Abstand immer größer wird, weiß er doch, dass etwas nicht stimmt. Frauen sind nicht die einzigen, die von Vorgängen in ihrem Körper durcheinander gebracht werden können und ein Penis, der nicht seine gewohnten Leistungen erbringt, lässt sich viel schwieriger ignorieren, verbergen oder akzeptieren als ein nur vorgetäuschter Orgasmus.

Das Organ, das dem Mann die meisten Probleme machen kann, ist die Prostata oder Vorsteherdrüse. Sie sitzt genau vor dem Mastdarm unterhalb der Blase im Inneren des Körpers, umschließt die Harnröhre und kann durch die Afteröffnung ertastet oder massiert werden. In dieser Drüse wird die alkalische Flüssigkeit erzeugt, in der die Spermien leben. Wird davon nicht genug produziert, leidet die Fruchtbarkeit darunter. Die häufigsten Probleme sind Entzündungen und Infektionen der Prostata, ihre Vergrößerung, Prostatakrebs und Impotenz sowie die Unfähigkeit, beim Geschlechtsverkehr eine Erektion aufrechtzuerhalten.

In der traditionellen chinesischen Medizin wird die Prostata „Sitz der Lebenskraft" genannt. Entzündet sie sich, verursacht das Frösteln am ganzen Körper, Fieber, Schmerzen im unteren Rücken, Muskel- und Gelenkschmerzen und häufiges und dringendes Harnlassen. Wenn dazu noch eine Infektion der Harnwege vorliegt, können auch die Hoden wehtun. Prostatakrebs entwickelt sich langsam und bleibt gewöhnlich lange Zeit unentdeckt. Eine Vergrößerung der Prostata führt zu Problemen beim Urinieren, möglicherweise zu Brennen, zu Schwierigkeiten mit dem Durchfluss des Harns, spärlichem Urinfluss und schließlich zu Nierenversagen. Beim Stuhlgang kann es zu ungewolltem Harnlassen kommen. Prostatakrebs betrifft gewöhnlich Männer ab vierzig, obwohl üblicherweise die Altersgruppe der Sechzigjährigen und Ältere am häufigsten davon betroffen sind. Eine Untersuchung über das Rektum, ein Bluttest und Ultraschall können Aufschluss darüber geben, ob Prostatakrebs vorliegt. Nach Angaben der amerikanischen Krebsgesellschaft sterben in den USA jedes Jahr 35 000 Männer an Prostatakrebs, darüber hinaus sind 165 000 an ihm erkrankt.

Für Männer, die Probleme mit ihrer Prostata haben, ist die richtige Ernährung sehr wichtig (siehe Kapitel „Ernährung und Fasten"), ferner sollten sie jeden Tag für Bewegung sorgen (Sitzen verschlechtert den Zustand der Prostata), entspannen, nicht rauchen, keine Drogen oder Alkohol und weder besonders scharf gewürzte noch besonders fette Speisen zu sich nehmen.

Der typische Kandidat für Prostataprobleme verkörpert Yang im Übermaß und hat einen großen, nach vorn gewölbten Bauch. Schlankere Männer, die sich besser ernähren und für ihre körperliche Fitness sorgen, haben oft bis ins hohe Alter keinerlei Probleme mit ihrer Prostata (obwohl das nicht immer zutreffen muss).

Leinsamenöl, Tran, Nachtkerzenöl, die Vitamine C und E, Selen, Magnesium, Zink, Germanium und die Aminosäuren Glyzin, Alanin und Glutamin (die die männlichen Zellen nähren und energetisieren) tun der Prostata besonders gut. Auch Knoblauch ist ein hervorragendes Mittel, um Infektionen vorzubeugen und enthält einen großen Vorrat an Vitaminen und Mineralstoffen. Ginseng, Ginko, Echinacea-Präparate, Mistel und Schachtelhalm sind bei Prostataleiden ebenfalls hilfreich.

Alanin, Glyzin und Glutamin kommen in einer ganzen Reihe von Lebensmitteln vor.

Bei den Gemüsen sind das: Spargel, Blumenkohl, grüne Bohnen, Kürbis, Mais, Chinakohl, Grünkohl, Avocado, Kartoffeln (mit Haut gebacken), Römischer Lattich und Okraschoten; Linsensprossen und Limabohnen haben die höchsten Konzentrationen.

Beim Obst sind es: getrocknete Feigen (ohne Zusätze oder Konservierungsstoffe), Pfirsiche, Birnen, Mangos; bei Nüssen und Samen enthalten Mandeln, Sonnenblumenkerne, Kürbiskerne, Sesamsamen und Tahin die größten Mengen.

Diese Aminosäuren finden sich auch in Rindfleisch, bei Hühnchen und Hähnchen (im Brustfleisch und in den Schenkeln), beim Truthahn (im hellen Fleisch), in Fisch (besonders Tunfisch) und Muschelfleisch, Schweinefleisch (Rippchen, Schenkel und Schulter), Ente und Gans sowie Wild (Fasan und Wachtel).

Die Akupressurpunkte, die jederzeit massiert werden können, um bei Männerleiden Abhilfe zu schaffen und insgesamt einen energetisch gesunden Zustand zu verstärken, finden Sie im vierten Teil dieses Buches unter der entsprechenden Rubrik.

Teil IV
Beschwerden von A bis Z und ihre Behandlung

Einige Regeln zur Anwendung der Punkte

Im Kapitel über den Energiefluss haben wir Meridiane mit einem Fluss verglichen und bestimmte Eigenschaften benannt, nach denen sich die auf ihnen liegenden Punkte in ihren Wirkungsweisen differenzieren lassen.

Punkte nach ihren verschiedenen Eigenschaften einzugruppieren und zu lokalisieren, ist Bestandteil einer recht komplizierten Theorie. Auch wenn wir diese hier nicht weiter ausführen können, wird uns die folgende Betrachtung dennoch ermöglichen, bei unserer Wahrnehmung des Energieflusses für Behandlungszwecke eine tiefere Schicht der Zusammenhänge zu erkennen. Auf diese Weise werden uns weitere Punkte an die Hand gegeben, die wir zu dem von uns gewünschten Verbessern und Ausbalancieren unserer Energieflüsse nutzen können. Fett gedruckte Punkte gehören zu den verbotenen Schwangerschaftspunkten und sollten während der Schwangerschaft nicht massiert werden.

Quellpunkte

Quellpunkte kann man sich vielleicht wie kleine „Haltebecken" vorstellen, in denen die Energie des jeweiligen Meridians gestaut wird. Die Punkte lassen sich zur Diagnose verwenden; wir können an ihnen fühlen, ob der Puls stark oder schwach ist.

Meridian	Punkt
Milz-Pankreas	3
Magen	42
Lunge	9
Dickdarm	**4**
Niere	3
Blase	64
Leber	3
Gallenblase	40
Herz	7
Dünndarm	4
Perikard	7
Dreifacher Erwärmer	**4**

Verbindungspunkte

Die Verbindungspunkte, die auch als Luo-Punkte oder Passagepunkte bezeichnet werden, tun genau das, was ihr Name bereits verrät: Sie verbinden ein

Yin-Organ mit dem entsprechenden Yang-Organ. Diese Punkte können wir massieren, um dem Komplementärorgan zu helfen. Wenn irgendwo ein Ungleichgewicht auftritt, sollte der Verbindungspunkt des Meridians massiert werden, dessen Organ schlechter dran ist. Das wird dann auch das Komplementärorgan günstig beeinflussen.

Wenn also beispielsweise das Gleichgewicht des Milz-Pankreas-Meridians gestört ist und wir den Punkt 4 dieses Meridians massieren, wird das auch die Energie des Magenmeridians positiv beeinflussen. Punkt 40 des Magenmeridians zu massieren, hilft bei Ödemen und unregelmäßiger Regelblutung, denn beide Beschwerden sind auch mit einem Ungleichgewicht im Milz-Pankreas-Meridian verbunden.

Meridian	Punkt
Milz-Pankreas	4
Magen	40
Lunge	7
Dickdarm	6
Niere	4
Blase	58
Leber	5
Gallenblase	37
Herz	5
Dünndarm	7
Perikard	6
Dreifacher Erwärmer	5
Konzeptionsgefäß	15
Lenkergefäß	1

Spaltpunkte

An den Spaltpunkten lässt sich bestimmen, ob der betreffende Meridian übermäßig viel oder zu wenig Energie führt. Diese Punkte können zur Behandlung schwerer Krankheiten massiert werden. An den in Klammern aufgeführten Punkten treffen die jeweiligen Meridiane auf einen der zahlreichen außerordentlichen Meridiane.

Meridian	Punkt	
Milz-Pankreas	8	
Magen	34	
Lunge	6	
Dickdarm	7	
Niere	5	(N 8, N 9)
Blase	63	(B 59)
Leber	6	
Gallenblase	36	(G 35)
Herz	6	
Dünndarm	6	
Perikard	4	

Tonisierungspunkte

Wenn wir einen Tonisierungspunkt massieren, wird die Energie des betreffenden Meridians gesteigert bzw. wir ziehen Energie in den Körper hinein. Der Punkt sollte im Uhrzeigersinn massiert werden.

Auf jedem Meridian gibt es einen Punkt, den ich als Ahnenpunkt bezeichnen würde. Erinnern Sie sich noch an die Eltern-Kind-Regel? In den klassischen Texten wird auf jedem Organmeridian ein Punkt für jedes Element angeführt.

Auf dem Milz-Pankreas-Meridian beispielsweise liegen also ein Erd-, ein Feuer-, ein Holz-, ein Wasser- und ein Metallpunkt. Der Erdpunkt dieses insgesamt dem Element Erde zugeordneten Meridians wäre das Kind oder der Punkt des Selbst und auch der Stundenpunkt dieses Meridians. Ein Stundenpunkt wird definiert als der Punkt auf einem Meridian, der während dessen aktivster Zeit die meiste Energie hat. Der Milz-Pankreas-Meridian ist zwischen neun und elf Uhr vormittags am aktivsten. Wenn wir einen Tonisierungspunkt massieren, sollten wir auch den Stundenpunkt des Meridians des Elternorgans massieren. Warum? Weil ein Elternorgan Energie an das Kindorgan abgibt.

Meridian	Punkt	Elternorgan	Stundenpunkt
Milz-Pankreas	2	Herz	8
Magen	41	Dünndarm	5
Lunge	9	Milz-Pankreas	3
Dickdarm	4	Magen	36
Niere	7	Lunge	8
Blase	67	Dickdarm	1
Leber	8	Niere	10
Gallenblase	43	Blase	66
Herz	9	Leber	1
Dünndarm	3	Gallenblase	41
Perikard	9	Leber	1
Dreifacher Erwärmer	3	Gallenblase	41

Sedierungspunkte

Die Sedierungspunkte zerstreuen die Energie des jeweiligen Meridians, wenn sie gegen den Uhrzeigersinn massiert werden und heißen deswegen auch Zerstreuungspunkte.

An diesen Punkten lässt sich wirksam Energie ableiten. Weil ein Kindorgan Energie von einem Elternteil aufnimmt, ist es dabei hilfreich, den Stundenpunkt auf dem Meridian des Kindorgans zu massieren.

Wenn wir also die Energie am Erd(Kind)punkt des Feuer(Eltern)-meridians, Herz 7, zerstreuen, wird sowohl vom Herzmeridian als auch vom Milz-Pankreas-Meridian Energie abgeleitet. Wenn wir den Erd(Eltern)-punkt, Lunge 9, und den Wasser-(Kind)punkt, Lunge 5, des Metallmeridians oder den Feuer(Eltern)punkt,

Milz/Pankreas 2, und den Metall-(Kind)punkt, Milz/Pankreas 5, des Erdmeridians massieren, stimulieren wir den Meridian (Erde) selbst sowie die Feuer(Eltern)- und Kind(Metall)meridiane und regulieren deren Energiefluss.

Das Ganze gleicht einem Ballspiel, bei dem der Ball immer nur bei einem von drei Spielern ist. Das Element in der Mitte wird von beiden Elementen an seiner Seite beeinflusst und übt auch selbst einen Einfluss auf diese beiden Elemente aus. Wenn einer der drei Spieler den Ball hat, haben die anderen beiden ihn – logischerweise – nicht. Der mittlere Spieler entzieht also den Ball (die Energie) den beiden anderen Mitspielern.

Für das Ableiten oder Zerstreuen alter Energie gelten die folgenden fünf Regeln:

- Zu viel Erde entspricht zu wenig Wasser und verstärkt daher Holz.
- Zu viel Metall entspricht zu wenig Holz und verstärkt daher Feuer.
- Zu viel Wasser entspricht zu wenig Feuer und verstärkt daher Erde.
- Zu viel Holz entspricht zu wenig Erde und verstärkt daher Metall.
- Übermäßiges Feuer entspricht mangelndem Metall und stärkt daher Wasser.

Hier findet ein Austausch statt zwischen dem Kind (das zu viel Energie besitzt), dem Element der Urgroßeltern (das zu wenig Energie hat) und dem der Großeltern (das Stärkung erfährt). Indem wir dem Element der Großeltern Energie zuführen, bringen wir das Kind und die Urgroßeltern ins Gleichgewicht, vermitteln sozusagen zwischen den Generationen.

Meridian	Punkt	Kindorgan	Stundenpunkt
Milz-Pankreas	5	Lunge	8
Magen	**45**	Dickdarm	1
Lunge	5	Niere	10
Dickdarm	**2**	Blase	66
Niere	1	Leber	1
Blase	65	Gallenblase	41
Leber	2	Herz	8
Gallenblase	38	Dünndarm	5
Herz	7	Milz-Pankreas	3
Dünndarm	8	**Magen**	**36**
Perikard	7	Milz-Pankreas	3
Dreifacher Erwärmer	10	**Magen**	**36**

Kontrollpunkte

Der Kontrollpunkt oder Großelternpunkt auf einem Meridian kontrolliert oder reguliert jeweils dessen Energie.

Meridian	Punkt	Element
Milz-Pankreas	1	Holzpunkt
Magen	43	Holzpunkt
Lunge	10	Feuerpunkt
Dickdarm	5	Feuerpunkt
Niere	3	Erdpunkt
Blase	40	Erdpunkt
Leber	4	Metallpunkt
Gallenblase	44	Metallpunkt
Herz	3	Wasserpunkt
Dünndarm	2	Wasserpunkt
Perikard	3	Wasserpunkt
Dreifacher Erwärmer	2	Wasserpunkt

Repräsentant des Kontrolleurs

Der Repräsentant des Kontrolleurs oder der Großelternpunkt außerhalb eines Elementes wird zusammen mit dem Kontrollpunkt innerhalb eines Elementes verwendet. Beide Punkte – der Kontrollpunkt und der Repräsen-

Meridian	Grosselternorgan	Punkt
Milz-Pankreas	Leber	1
Magen	Gallenblase	41
Lunge	Herz	8
Dickdarm	Dünndarm	5
Niere	Milz-Pankreas	3
Blase	**Magen**	36
Leber	Lunge	8
Gallenblase	Dickdarm	1
Herz	Niere	10
Dünndarm	Blase	66
Dreifacher Erwärmer	Blase	66
Perikard	Niere	10

tant des Kontrolleurs – werden genutzt, um die Energie eines Meridians abzuschwächen oder anzuregen.

Diese Großelternpunkte außerhalb des zu behandelnden Meridians sind selbständige Stundenpunkte. Ein Stundenpunkt auf dem Großelternmeridian lässt sich dazu nutzen, Energie im Enkelmeridian in Bewegung zu bringen.

Akupressurpunkte zur Selbstbehandlung verschiedener Beschwerden

In diesem Kapitel geht es um die verschiedenen körperlichen und emotionalen Probleme, mit denen Sie vielleicht hin und wieder konfrontiert werden, um kleinere Wehwehchen und größere Leiden. Natürlich ließe sich ein ganzes Buch mit Beschwerden und den traditionell zu deren Behandlung verwendeten Punkten füllen. Ich habe mich bemüht, eine umfassende Liste zusammenzustellen, die hoffentlich den meisten Frauen auf einer tagtäglichen Basis helfen kann.

Die Liste lässt sich auch zur Diagnose nutzen. Wenn wir versuchen, bei uns selbst zu bestimmen, welcher Meridian energetisch blockiert ist, kann dazu eine Aufstellung verschiedener Symptome durchaus eine Hilfe sein.

Wenn Sie beispielsweise an Akne, Verstopfung und Erschöpfung leiden, werden Sie herausfinden, dass diese Beschwerden alle etwas mit dem Dickdarmmeridian zu tun haben. Das kann Ihnen dann einen Hinweis darauf geben, welcher Meridian als Nächstes in Mitleidenschaft gezogen werden könnte und macht Sie vielleicht auch auf andere Bereiche Ihres Körpers aufmerksam, mit denen es Probleme geben kann.

Die verbotenen Schwangerschaftspunkte, die hin und wieder in dieser Aufstellung auftauchen, sind fett gedruckt, um Sie daran zu erinnern, dass Sie diese nicht reizen sollten, wenn Sie schwanger sind und das auch bleiben wollen.

Wenn es bei der Arbeit mit den Punkten angezeigt ist, den Energiefluss zu sedieren (Massagebewegung gegen den Uhrzeigersinn) oder zu tonisieren (Massagebewegung im Uhrzeigersinn), dann wird das mit den entsprechenden Abkürzungen („sed." für sedierend und „ton." für tonisierend) angegeben.

Bitte behalten Sie im Gedächtnis, dass das Massieren der Punkte kein Ersatz für eine ärztliche Behandlung ist. Wenn Ihre Beschwerden andauern oder sehr schwerwiegend sind, gehen Sie bitte zum Arzt!

Meridian	Punkt	Chinesischer Name
Adrenalinmangel		
Milz-Pankreas	6	Kreuzung der drei Yin-Meridiane
Niere	7	Wiederkehrende Strömung
Blase	52	Sitz des Willens oder Palast der Essenz
Konzeptionsgefäß	6	Meer des Chi
Lenkergefäß	4	Lebenstor
Agoraphobie, Angst beim Überqueren freier Plätze		
(siehe unter „Angstzustände")		
Akne, vor der ersten Regelblutung		
Dünndarm	4	Handgelenksknochen
Dickdarm	20	Begrüßung des Duftes
Konzeptionsgefäß	24	Speichelaufnahme oder Flüssige Nahrung oder Himmlischer Tümpel
Allergien		
Dickdarm	4	Ho Ku oder Rachen des Tigers oder Vereinigen der Täler oder Großer Vernichter
	11	Gewundener Teich
Niere	27	Speicherhaus oder Geburtsstätte der Zustimmung
Dreifacher Erwärmer	5	Äußere Grenzschranke
Albträume		
Milz-Pankreas	10	Hügel des Händlers
Angstzustände		
Magen	36	Drei Messteile des Beins
Dickdarm	4	Ho Ku
Niere	1	Sprudelnde Quelle
Blase	60	Kunlun-Berge
Leber	2	Wolkentor

Meridian	Punkt	Chinesischer Name
Herz	5	Verbindung zur Innenwelt
	7	Göttliches Tor
Dünndarm	4	Handgelenksknochen
Perikard	9	Strömen in die Mitte oder Angelpunkt
Apathie		
Magen	41 (ton.)	Bach des Gelenks
Niere	**4**	**Mächtige Glocke**
Gallenblase	38 (sed.)	Stütze des Yang
Bauchspeicheldrüse		
(siehe unter „Pankreas")		
Bienenstiche		
Niere	6	Leuchtendes Meer
Blase	64	Hauptknochen
Brüste, schmerzende		
Magen	13	Tür des Chi
	16	Fenster der Brust
	18	Brustwurzel
Niere	22	Gang durch den Korridor
Brüste, Verhärtungen (und Probleme mit Implantaten)		
Milz-Pankreas	4	Enkel des Prinzen
Dünndarm	3	Hintere Schlucht
Depressionen		
Milz-Pankreas	**6**	**Kreuzung der drei Yin-Meridiane**
Magen	41	Bach des Gelenks oder Freigesetztes Fließen
Dickdarm	6	Seitliche Passage
	11	Gewundener Teich

Meridian	Punkt	Chinesischer Name
Niere	3	Großer Bach oder Große Schlucht
	6	Leuchtendes Meer
Blase	67	Ankunft in Yin oder Äußerstes Yin
Leber	2	Wolkentor
	3	Größter Ansturm oder Größtes Strömen
	8	Sich schlängelnde Quelle
Gallenblase	34	**Quelle des Yang-Hügels**
	38	Stütze des Yang
	40	Hügel in der Wildnis
Herz	3	Kleines Meer
	9	Sanftes Heranströmen
Dünndarm	3	Hintere Schlucht
	4	Handgelenksknochen
	7	**In Ordnung gebrachter Zweig oder Regulierender Zweig**
Dreifacher Erwärmer	3	Mittleres Eiland
Lenkergefäß	13	Weg des Glücks oder Weg der Umwandlung

Disharmonie mit dem Partner

Perikard	6	**Innere Schranke**

Eierstöcke

Meridian	Punkt	Chinesischer Name
Milz-Pankreas	6	Kreuzung der drei Yin-Meridiane oder Lebensstütze
Niere	2	Flammendes Tal oder Drache im Abgrund
	13	Pforte des Chi
Lenkergefäß	4	Lebenstor

Meridian	Punkt	Chinesischer Name
Energiemangel		
Blase	23	Zustimmungspunkt der Niere (Shu)
	31	Oberes Kreuzbeinloch
	39	Gebogenes Yang
Energieschübe beim Joggen		
Magen	36	Drei Messteile des Beins
Erkältungen und Grippe		
Niere	27	Speicherhaus oder Geburtsstätte der Zustimmung
Blase	3	Augenbrauen-Strömen
	47	Tor der Seele
Dreifacher Erwärmer	15	Himmlisches Knochenloch
Lenkergefäß	14	Großer Wirbel
Erschöpfung, geistige und körperliche		
Dickdarm	15	Schulterknochen
Niere	3	Großer Bach oder Große Schlucht
Blase	17	Zustimmungspunkt des Zwerchfells (Shu)
	39	Gebogenes Yang
	58	Hoher Schwung
Herz	3	Kleines Meer
Dreifacher Erwärmer	3	Mittleres Eiland
Fruchtbarkeit, Steigerung der		
Milz-Pankreas	3	Helle des Gipfels
Dickdarm	11	Gewundener Teich
Niere	3	Großer Bach oder Große Schlucht
Dreifacher Erwärmer	7	Versammlung der Ahnen
Konzeptionsgefäß	3	Mittlerer Gipfelpunkt

Meridian	Punkt	Chinesischer Name

Geburt

(siehe unter „Schwangerschaft und Geburt")

Gedächtnisschwäche

Meridian	Punkt	Chinesischer Name
Lenkergefäß	4	Lebenstor
	20	Hundertfache Vereinigung
	24.5	Drittes Auge
	26	Wassertrog oder Mitte des Menschen
Blase	10	Himmelssäule
	43	Zustimmungspunkt des Lebenszentrums oder Yang-Parameter
Gallenblase	20	Weiher des Windes

Geistesabwesenheit

Meridian	Punkt	Chinesischer Name
Lunge	9	Großer Abgrund oder Große Stockung
Leber	6	Mittelstadt

Gleichgültigkeit

Meridian	Punkt	Chinesischer Name
Lunge	**7**	**Unterbrochene Reihe oder Blitzschlag**

Grippe

(siehe unter „Erkältungen")

Haarausfall

Meridian	Punkt	Chinesischer Name
Niere	3	Großer Bach oder Große Schlucht
	7	**Wiederkehrende Strömung**
Blase	52	Sitz des Willens oder Palast der Essenz
Konzeptionsgefäß	4	Schranke der Lebenskraft oder Zinnoberrotes Feld oder Unentbehrlicher Tau

Herzklopfen

Meridian	Punkt	Chinesischer Name
Blase	15	Zustimmungspunkt des Herzens (Shu)
Herz	7	Göttliches Tor

Meridian	Punkt	Chinesischer Name
Konzeptionsgefäß	6	Meer des Chi
	14	Tor des Großen Turms
Hysterie		
Magen	40	Donnerschlag oder Reichliche Wölbung
	42	Heranstürmendes Yang oder Blockadebrecher
Immunsystem, Stärkung des		
Magen	36	Drei Messteile des Beins
Dickdarm	11	Gewundener Teich
Niere	27	Speicherhaus oder Geburtsstätte der Zustimmung
Erkältungen und Grippe		
Blase	47	Tor der Seele
Leber	3	Größter Ansturm oder Größtes Strömen
Dreifacher Erwärmer	5	Äußere Grenzschranke
Konzeptionsgefäß	6	Meer des Chi
	17	Mitte der Brust (Thymusdrüse)
Erkältungen und Husten		
Blase	23	Zustimmungspunkt der Niere (Shu)
	36	Stütze oder Nahe der Teilung
Kater		
Magen	45	Grimmiger Mund
Klaustrophobie		
(siehe unter „Platzangst")		
Klimakterium, Beschwerden		
(siehe unter „Wechseljahre")		
Knie, Schmerzen		
Milz-Pankreas	9	Quelle des Yin-Hügels

Meridian	Punkt	Chinesischer Name
Knochen, brüchige		
Niere	3 (ton.)	Großer Bach oder Große Schlucht
	7	**Wiederkehrende Strömung**
Blase	23	Zustimmungspunkt der Niere (Shu)
	52	Sitz des Willens oder Palast der Essenz
Konzeptionsgefäß	4	Schranke der Lebenskraft oder Grenzquelle oder Zinnoberrotes Feld oder Unentbehrlicher Tau oder Erstes Tor
Kopfschmerzen		
Magen	1	Tränenfänger
Gallenblase	1	Pupillentiefe oder Augenhöhle
	20	Weiher des Windes
Blase	1	Augapfelglanz oder Strahlendes Auge
	2	Sammlung des Bambus
Krämpfe		
Konzeptionsgefäß	15	Turteltaubenschwanz oder Haus der Geister
Kurzatmigkeit		
Niere	3 (ton.)	Großer Bach oder Große Schlucht
Blase	15	Zustimmungspunkt des Herzens (Shu)
	23	Zustimmungspunkt der Niere (Shu)
Herz	7 (ton.)	Göttliches Tor
Lebensmittelvergiftung		
Magen	30	Heranwogendes Chi
Lunge	9	Großer Abgrund oder Große Stockung
Dickdarm	**4**	**Ho Ku**
Blase	59	Yang des Fußknochens
	60	Kunlun-Berge

Meridian	Punkt	Chinesischer Name
Gallenblase	40	Hügel in der Wildnis oder Hügel mit Ruinen
Liebeskummer		
Herz	1	Oberste Quelle
	7	Göttliches Tor
Perikard	7	Große Erhebung oder Herrscher über das Herz
Männerleiden		
Hoden		
Magen	30	Heranwogendes Chi
Konzeptionsgefäß	3	Mittlerer Gipfelpunkt oder Mittlerer Pol oder Jadequelle
	4	Schranke der Lebenskraft oder Zinnoberrotes Feld oder Unentbehrlicher Tau
Lenkergefäß	14	Großer Wirbel
Impotenz		
Milz-Pankreas	12	Tor des Ansturms
	13	Wohnung in der Mitte
Magen	**36**	**Drei Messteile des Beins**
Niere	**1**	**Sprudelnde Quelle**
Blase	23	Zustimmungspunkt der Niere (Shu)
	29	Zustimmungspunkt des mittleren Rückens (Shu)
	30	Zustimmungspunkt des weißen Rings (Shu)
	47	Tor der Seele
Leber	8	Sich schlängelnde Quelle
Dreifacher Erwärmer	**4**	**Yang-Teich**

Meridian	Punkt	Chinesischer Name
Prostataprobleme		
Konzeptionsgefäß	1	Yin-Punkt
	2	Gebogener Knochen
Niere	11	Querliegender Knochen
Samenverlust		
Niere	3	Großer Bach oder Große Schlucht
Melancholie		
Milz-Pankreas	2	Großstadt
Niere	1	Sprudelnde Quelle
	6	Leuchtendes Meer
Gallenblase	38 (sed.)	Stütze des Yang
Herz	3	Kleines Meer
	7	Göttliches Tor
Dünndarm	3	Hintere Schlucht
	4	Handgelenksknochen
Dreifacher Erwärmer	3	Mittleres Eiland
Menopause, Beschwerden		
(siehe unter „Wechseljahre")		
Menstruationskrämpfe		
Milz-Pankreas	3	Helle des Gipfels
	6	Kreuzung der drei Yin-Meridiane oder Lebensstütze
	12	Tor des Ansturms
	13	Wohnung in der Mitte
Magen	42	Heranstürmendes Yang oder Blockadebrecher
Blase	47	Tor der Seele
Leber	2	Wolkentor

Meridian	Punkt	Chinesischer Name
Leber	3	Größter Ansturm oder Größtes Strömen
	6	Mittelstadt
Konzeptionsgefäß	4	Erstes Tor

Migräne

Meridian	Punkt	Chinesischer Name
Leber	2	Wolkentor
	14	Tor des Zyklus oder Pforte der Zeit
Gallenblase	20	Weiher des Windes
	34	Quelle des Yang-Hügels

Ohnmachtsanfälle

Meridian	Punkt	Chinesischer Name
Magen	36	Drei Messteile des Beins
Dickdarm	4	Ho Ku
Herz	1	Oberste Quelle
	7	Göttliches Tor

Ohrenschmerzen

Meridian	Punkt	Chinesischer Name
Dickdarm	4	Ho Ku
Dünndarm	3	Hintere Schlucht
Dreifacher Erwärmer	4	Yang-Teich

Osteoporose

(siehe unter „Knochen, brüchige")

Panikanfall

(siehe unter „Angstzustände")

Pankreas

Meridian	Punkt	Chinesischer Name
Milz-Pankreas	3	Helle des Gipfels
Blase	20	Zustimmungspunkt von Milz-Pankreas (Shu)
Dreifacher Erwärmer	3	Mittleres Eiland

Platzangst

Meridian	Punkt	Chinesischer Name
Milz-Pankreas	6	Kreuzung der drei Yin-Meridiane

Meridian	Punkt	Chinesischer Name
	10	Meer des Blutes
Blase	17	Zustimmungspunkt des Zwerchfells (Shu)
Herz	7	Göttliches Tor

Rückenschmerzen

Meridian	Punkt	Chinesischer Name
Blase	38	Äußeres Tor
	42	Tor der spirituellen Seele
	47	Tor der Seele
Gallenblase	30	Beugen und Springen
Dreifacher Erwärmer	15	Himmlisches Knochenloch
Lenkergefäß	2	Zustimmungspunkt der Lende (Shu)
	4	Lebenstor

Schilddrüse, vergrößerte

Meridian	Punkt	Chinesischer Name
Magen	9	Menschenbegrüßung
Dickdarm	**4**	**Ho Ku**
Blase	15	Zustimmungspunkt des Herzens (Shu)
Herz	7	Göttliches Tor
Konzeptionsgefäß	22	Himmlischer Kamin

Schlaflosigkeit, aufgrund von innerer Anspannung

Meridian	Punkt	Chinesischer Name
Milz-Pankreas	**2**	**Großstadt**
	6	**Kreuzung der drei Yin-Meridiane**
Magen	8	Äußerstes des Kopfes
	40	Donnerschlag oder Reichliche Pracht
Blase	10	Himmelssäule
	38	Äußeres Tor
	62	Langmacher-Gefäß
Niere	**1**	**Sprudelnde Quelle**
	4	**Mächtige Glocke**
	6	Leuchtendes Meer

Meridian	Punkt	Chinesischer Name
Leber	2	Wolkentor
	3	Größter Ansturm oder Größtes Strömen
Gallenblase	20	Weiher des Windes
Herz	7	Göttliches Tor

Schockzustände

Lunge	9	Großer Abgrund oder Große Stockung
Niere	1	**Sprudelnde Quelle**
Herz	7	Göttliches Tor

Schwächegefühle

(siehe unter „Erschöpfung")

Schwangerschaft und Geburt, Unterstützung von

Übelkeit am Morgen

Konzeptionsgefäß	12	Kanal der Mitte
Niere	21	Dunkles Tor

Frühgeburt verhindern

Konzeptionsgefäß	3	Mittlerer Gipfelpunkt oder Mittlerer Pol
Niere	9	Deich-Errichtung oder Ausschließen eines Angriffs

Drehung aus der Steißlage heraus unterstützen

Blase	67	Ankunft in Yin oder Äußerstes Yin

Wehen einleiten

Blase	31	Oberes Kreuzbeinloch
	32	Zweites Kreuzbeinloch
Dickdarm	4	**Ho Ku**
Milz-Pankreas	6	**Kreuzung der drei Yin-Meridiane oder Lebensstütze**

Meridian	Punkt	Chinesischer Name
Gebärmutterhals erweitern		
Dreifacher Erwärmer	6	Seitlicher Graben
Konzeptionsgefäß	4	Erstes Tor
Leber	2	Wolkentor
	3	Größter Ansturm oder Größtes Strömen
Milz-Pankreas	6	Kreuzung der drei Yin-Meridiane
Gallenblase	34	Quelle des Yang-Hügels
Dickdarm	4	Ho Ku
Magen	36	Drei Messteile des Beins
Angst während der Wehen		
Herz	5	Verbindung zur Innenwelt
	7	Göttliches Tor
Fötus beruhigen, Wehen unterstützen		
Blase	67	Ankunft in Yin oder Äußerstes Yin
Schmerzen im unteren Rücken während der Geburt		
Blase	32	Zweites Kreuzbeinloch
	33	Mittleres Kreuzbeinloch
	34	Unteres Kreuzbeinloch
	60	Kunlun-Berge
Geburtsvorgang nach Einsetzen der Wehen unterstützen		
Gallenblase	21	Quelle der Schulter oder Brunnen der Schulter
Leber	6	Mittelstadt
Dünndarm	8	Kleines Meer
Dickdarm	4	Ho Ku
Blase	67	Äußerstes Yin
Unterstützung nach dem Ende der Geburt		
Milz-Pankreas	3	Helle des Gipfels

Meridian	Punkt	Chinesischer Name
Magen	42	Heranstürmendes Yang oder Blockadebrecher
Gallenblase	40	Hügel in der Wildnis
Perikard	7	Große Erhebung oder Herrscher über das Herz
Lenkergefäß	2	Zustimmungspunkt der Lende (Shu)
	4	Lebenstor
Schmerzen nach der Geburt		
Konzeptionsgefäß	2	Gebogener Knochen
	4	Erstes Tor
Magen	29	Wiederkehr
	30	Heranwogendes Chi
Niere	14	Fülle im Quadrat
Blase	31	Oberes Kreuzbeinloch
	32	Zweites Kreuzbeinloch
Lenkergefäß	20	Hundertfache Vereinigung
Depressionen nach der Geburt		
Dünndarm	1	Kleiner Sumpf
Stillen, Milchproduktion		
Konzeptionsgefäß	17	Mitte der Brust
Dünndarm	1	Kleiner Sumpf (unterbindet Abszesse an der Brust)
	2	Vorderes Tal
Magen	13	Tür des Chi
	16	Fenster der Brust
	18	Brustwurzel (unterbindet Abszesse an der Brust)
Lunge	1	Sammelzentrum oder Mittlerer Palast
Niere	22	Gang durch den Korridor

Meridian	Punkt	Chinesischer Name
Gallenblase	20	Weiher des Windes
Leber	3	Größter Ansturm oder Größtes Strömen
Abstillen		
Gallenblase	37	Hell und Klar
	41	Kontrolle der Tränen am Fuß
Dünndarm	1 (sed.)	Kleiner Sumpf
	2 (sed.)	Vorderes Tal
Konzeptionsgefäß	3 (sed.)	Mittlerer Gipfelpunkt
Blase	22 (sed.)	Zustimmungspunkt des Dreifachen Erwärmers
	51 (sed.)	Reichtumspforte
Selbstzweifel		
Blase	15	Zustimmungspunkt des Herzens (Shu)
	39	Gebogenes Yang
Sexualität, zwanghafte		
Perikard	**6**	**Innere Schranke**
	7	Große Erhebung oder Herrscher über das Herz
	9	Strömen in die Mitte oder Angelpunkt
Konzeptionsgefäß	7	Yin-Schnittpunkt
Traurigkeit		
Milz-Pankreas	3	Helle des Gipfels
Herz	3	Kleines Meer
	9	Sanftes Heranströmen
Dünndarm	3	Hintere Schlucht
Dreifacher Erwärmer	3	Mittleres Eiland
Lenkergefäß	13	Weg des Glücks oder Weg der Umwandlung

Meridian	Punkt	Chinesischer Name
Übelkeit		
Milz-Pankreas	3	Helle des Gipfels
Magen	42	Heranstürmendes Yang oder Blockadebrecher
Leber	3	Größter Ansturm oder Größtes Strömen
Übererregung		
Magen	42 (sed.)	Heranstürmendes Yang oder Blockadebrecher
	45 (sed.)	**Grimmiger Mund**
Blase	67	Ankunft in Yin
Unfruchtbarkeit		
Blase	33	Mittleres Kreuzbeinloch
	34	Unteres Kreuzbeinloch
Konzeptionsgefäß	4	Schranke der Lebenskraft oder Zinnoberrotes Feld oder Unentbehrlicher Tau
	6	Meer des Chi
	7	Yin-Schnittpunkt
Verdauung, schlechte		
Magen	36	**Drei Messteile des Beins**
	45	**Grimmiger Mund**
Verfolgungswahn		
Gallenblase	34	**Quelle des Yang-Hügels**
Verstopfung		
Magen	25	Himmlische Achse
Dickdarm	4	**Ho Ku**
Konzeptionsgefäß	12	Kanal der Mitte

Meridian	Punkt	Chinesischer Name
Verwirrung		
Dickdarm	4	Ho Ku
	11	Gewundener Teich
Wechseljahre, Beschwerden		
Perikard	6	Innere Schranke
	8	Palast der Anstrengungen
Gebärmuttervorfall		
Magen	36	Drei Messteile des Beins
Blase	20	Zustimmungspunkt von Milz-Pankreas (Shu)
Leber	13	Tor am Ende oder Errichtete Pforte
Konzeptionsgefäß	12	Kanal der Mitte oder Höchster Speicher
Harninkontinenz		
Blase	20	Zustimmungspunkt von Milz-Pankreas (Shu)
Lenkergefäß	20	Hundertfache Vereinigung
Hitzewallungen		
Magen	36	Drei Messteile des Beins
	43	Versunkenes Tal
Dickdarm	4	Ho Ku
Blase	31	Oberes Kreuzbeinloch
	66	Durchstoßendes Tal
Niere	1	Sprudelnde Quelle
	3	Großer Bach oder Große Schlucht
	27	Speicherhaus oder Geburtsstätte der Zustimmung
Gallenblase	20	Weiher des Windes
Dreifacher Erwärmer	3	Mittleres Eiland
Konzeptionsgefäß	17	Mitte der Brust

Meridian	Punkt	Chinesischer Name
Schwitzen, übermäßiges		
Niere	3	Großer Bach oder Große Schlucht
	7	**Wiederkehrende Strömung**
Blase	5	Zustimmungspunkt des Herzens (Shu)
	23	Zustimmungspunkt der Niere (Shu)
Herz	7	Göttliches Tor
Tinnitus		
Dreifacher Erwärmer	5	Äußere Grenzschranke
	17	Schutz vor dem Wind
	18	Gefäß des Krampfes
	20	Kleine Ohrkante
	21	Tor des Ohres
	22	Knochenloch der Harmonie
Dickdarm	**4**	**Ho Ku**
Niere	6	Leuchtendes Meer
Blase	47	Tor der Seele
Gallenblase	**2**	**Punkt des Hörens**
	20	Weiher des Windes
Dünndarm	4	Handgelenksknochen
	19	Palast des Hörens
Wut, starke		
Niere	3	Großer Bach
Blase	65	Knochenbinder
Leber	3	Größter Ansturm oder Größtes Strömen
	8	Sich schlängelnde Quelle
Gallenblase	40	Hügel in der Wildnis
Perikard	9	Strömen in die Mitte oder Angelpunkt
Lenkergefäß	12	Körpersäule

Meridian	Punkt	Chinesischer Name
Zerstreutheit		
(siehe unter „Geistesabwesenheit")		
Zukunftsangst		
Niere	4	**Mächtige Glocke**
Blase	62	Langmacher-Gefäß
Herz	5	Verbindung zur Innenwelt
	7 (sed.)	Göttliches Tor
Perikard	6	**Innere Schranke**
Zwangsvorstellungen		
Milz-Pankreas	10	Hügel des Händlers
Dickdarm	4	**Ho Ku**
Blase	62	Langmacher-Gefäß
Perikard	7	Große Erhebung oder Herrscher über das Herz

Die Gesetzmäßigkeiten in der Abfolge von Krankheiten

Im Körper fließt die Energie in einer ganz bestimmten Reihenfolge von einem Meridian zum nächsten und damit von einem Organ zum nächsten, wobei sich auch Zustände gestörten Gleichgewichts entsprechend fortsetzen. Wenn wir die Gesetzmäßigkeiten erkennen, nach denen das abläuft, können wir Maßnahmen ergreifen, um das weitere Voranschreiten negativer energetischer Einflüsse (einer Krankheit) innerhalb des Körpers zu verhindern, denn dann wissen wir, wo das Ungleichgewicht auftreten kann und wo es das nächste Ungleichgewicht auslöst. Diese Gesetzmäßigkeiten können wir graphisch darstellen, indem wir die Meridiane (in der Reihenfolge des Energiekreislaufs) wie auf dem Zifferblatt einer Uhr über einen Kreis verteilen, wobei der Lungenmeridian für die Zwölf steht, der Dickdarmmeridian für die Eins und so weiter. Das vorherrschende Muster, das dabei zu Tage tritt, schließt noch weitere, untergeordnete Strukturen ein. Die Energie kann sich sowohl im als auch gegen den Uhrzeigersinn bewegen.

Bei einem normalen Energieaustausch von einem Organ zum anderen durchläuft die Energie den ganzen Kreis, wobei sich der hauptsächliche energetische Dominoeffekt nach diesem Muster des Energieflusses in der folgenden Reihenfolge vollzieht (bitte die Spalten von oben nach unten lesen!):

△ **Muster**

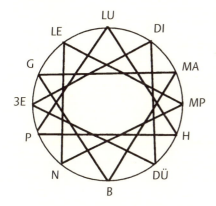

B   = Blase   LU = Lunge
DI = Dickdarm   MA = Magen
DÜ = Dünndarm   MP = Milz-Pankreas
G   = Gallenblase   N   = Niere
H   = Herz   P   = Perikard
LE = Leber   3E = Dreifacher Erwärmer

LU	DI	MA	MP	H	DÜ	B	N	P	3E	G	LE
H	DÜ	B	N	P	3E	G	LE	LU	DI	MA	MP
P	3E	G	LE	LU	DI	MA	MP	H	DÜ	B	N

Innerhalb des jeweiligen Organs stellen sich die untergeordneten Strukturen wie folgt dar:

LU	LU	LU	DI	DI	DI
DÜ	B	N	B	N	P
3E	G	LE	G	LE	LU
MP	MP	MP	MA	MA	MA
P	3E	G	N	P	3E
LU	DI	MA	LE	LU	DI

H	H	H	DÜ	DÜ	DÜ
3E	G	LE	G	LE	LU
DI	MA	MP	MA	MP	H
N	N	N	B	B	B
LU	DI	MA	LE	LU	DI
H	DÜ	B	MP	H	MA
3E	3E	3E	P	P	P
MA	MP	H	DI	MA	MP
B	N	P	DÜ	B	N
LE	LE	LE	G	G	G
H	DÜ	B	MP	H	DÜ
P	3E	G	N	P	3E

☐ Muster

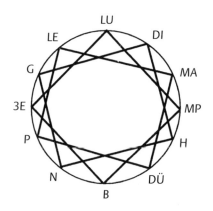
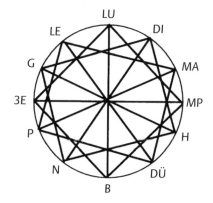

Ein anderes Muster des Energieflusses ist das hier dargestellte. Wie beim vorigen Muster werden die Spalten dabei von oben nach unten gelesen:

LU	DI	MA	MP	H	DÜ	B	N	P	3E	G	LE
MP	H	DÜ	B	N	P	3E	G	LE	LU	DI	MA
B	N	P	3E	G	LE	LU	DI	MA	MP	H	DÜ
3E	G	LE	LU	DI	MA	MP	H	DÜ	B	N	P

Die untergeordneten Strukturen stellen sich wie folgt dar:

LU	MP	B	3E
MP	B	3E	LU
B	3E	LU	MP

DI	H	N	G
H	N	G	DI
N	G	DI	H

MA	DÜ	P	LE
DÜ	P	LE	MA
P	LE	MA	DÜ

Muster

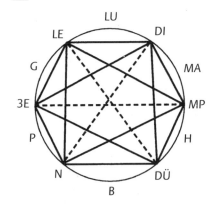

Die sich nach dieser Gesetzmäßigkeit vollziehende Bewegung eines Ungleichgewichtes durch die Meridiane findet auf vier Ebenen statt. Auf der ersten Ebene offenbart sich ein starkes Ungleichgewicht in sechs von zwölf Meridianen und Organen, was im Allgemeinen mit einem sehr komplexen Bild von Symptomen verbunden ist.

LU	DI	MA	MP	H	DÜ	B	N	P	3E	G	LE
MA	MP	H	DÜ	B	N	P	3E	G	LE	LU	DI
H	DÜ	B	N	P	3E	G	LE	LU	DI	MA	MP
B	N	P	3E	G	LE	LU	DI	MA	MP	H	DÜ
P	3E	G	LE	LU	DI	MA	MP	H	DÜ	B	N
G	LE	LU	DI	MA	MP	H	DÜ	B	N	P	3E

Die untergeordneten Strukturen der zweiten Ebene stellen sich folgendermaßen dar (bitte die Spalten auch hier wieder von oben nach unten lesen):

LU	DI	MA	MP	H	DÜ	B	N	P	3E	G	LE
H	DÜ	B	N	P	3E	G	LE	LU	DI	MA	MP
P	3E	G	LE	LU	DI	MA	MP	H	DÜ	B	N

Die untergeordneten Strukturen der dritten Ebene:

LU	LU	LU	LU	LU	LU
H	MA	MA	P	G	G
B	B	P	B	B	H
MA	MA	MA	MA	MA	MA
B	H	H	G	LU	LU
P	P	G	P	P	B
H	H	H	H	H	H
P	B	B	LU	MA	MA
G	G	LU	G	G	P
B	B	B	B	B	B
G	P	H	H	MA	P
LU	LU	G	LU	LU	MA

P	P	P	P	P	P
H	B	G	LU	G	B
MA	MA	H	MA	MA	LU
G	G	G	G	G	G
MA	LU	P	B	P	LU
H	B	MA	H	H	H

Die untergeordneten Strukturen der vierten Ebene:

LU	MA	LU
H	H	MA
B	P	B
G	G	P

Muster

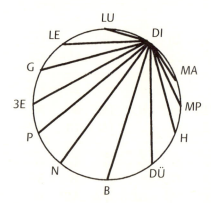

Gesetzmässigkeiten in der Abfolge von Krankheiten

Der Energieaustausch nach dem Muster auf der nächsten Seite findet auf zwei Ebenen statt, der Hauptebene und einer untergeordneten Ebene.

LU	DI	MA	MP	H	DÜ	B	N	P	3E	G	LE
B	N	P	3E	G	LE	LU	DI	MA	MP	H	DÜ
DI	MA	MP	H	DÜ	B	N	P	3E	G	LE	LU

Die untergeordneten Strukturen stellen sich wie folgt dar:

LU	LU	LU	LU	LU	LU	DI	DI	DI	DI	DI
LE	G	3E	P	N	B	MA	MP	H	DÜ	N
B	DÜ	H	MP	MA	DI	P	3E	G	LE	MA

MP	MP	MP	MP	MP	MP	MA	MA	MA	MA	MA
3E	G	LE	LU	DI	MA	P	3E	G	LE	LU	DI
H	DÜ	B	N	P	3E	MP	H	DÜ	B	N	P

H	H	H	H	H	DÜ	DÜ	DÜ	DÜ	DÜ
G	LE	LU	DI	MA	MP	LE	LU	DI	MA	MP	H
DÜ	B	N	P	3E	G	B	N	P	3E	G	LE

N	N	N	N	N	N	B	B	B	B	B
DI	MA	MP	H	DÜ	B	LU	DI	MA	MP	H	DÜ
P	3E	G	LE	LU	DI	N	P	3E	G	LE	LU

3E	3E	3E	3E	3E	3E	P	P	P	P	P
MP	H	DÜ	B	N	P	MA	MP	H	DÜ	B	N
G	LE	LU	DI	MA	MP	3E	G	LE	LU	DI	MA

LE	LE	LE	LE	LE	LE	G	G	G	G	G
DÜ	B	N	P	3E	G	H	DÜ	B	N	P	3E
LU	DI	MA	MP	H	DÜ	LE	LU	DI	MA	MP	H

— Muster

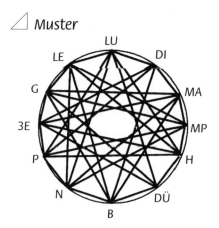

Der Energieaustausch nach diesem Muster vollzieht sich nur auf einer Ebene, wobei der Austausch zwischen einer Yin-Mutter und einem Yang-Kind oder einer Yang-Mutter und einem Yin-Kind und umgekehrt stattfindet.

LU	DI	MA	MP	H	DÜ	B	N	P	3E	G	LE
B	N	P	3E	G	LE	LU	DI	MA	MP	H	DÜ

△ Muster

Der Energieaustausch nach diesem Muster vollzieht sich nur auf einer Ebene.

LU	DI	MA	MP	H	DÜ	B	N	P	3E	G	LE
N	P	3E	G	LE	LU	DI	MA	MP	H	DÜ	B
LE	LU	DI	MA	MP	H	DÜ	B	N	P	3E	G

Teil V
Weitere Heilmethoden

Die Intuition, unsere mächtigste Verbündete

Frauen sind berühmt für ihre „weibliche Intuition", die Fähigkeit, etwas ohne erkennbare Mühe zu sehen und zu wissen. Es gab eine Zeit, in der hellsichtige Frauen auf dem Scheiterhaufen verbrannt wurden. Heutzutage sind solche Talente ein wenig mehr in Mode und werden eher akzeptiert. Wir alle kennen diese „Ahnungen", dieses Gefühl im Bauch, das uns darin bestärkt, unseren Instinkten zu folgen. Wenn Sie ein Geschäft haben, haben Sie sich vielleicht schon einmal mit einem Vertrag befassen müssen, bei dem Sie irgendwie „ein schlechtes Gefühl" hatten. Wenn Sie ein Kind haben, hat Ihr „innerer Radar" Sie bestimmt schon einmal dazu gebracht, plötzlich ins Badezimmer zu stürzen, wo Ihr kleiner Sprössling gerade auf dem Waschbecken stand und in den Arzneischrank griff. So funktioniert Intuition.

Auf welche Weise hilft Ihnen dieses instinktive Wissen im alltäglichen Leben? Was machen Sie, wenn Sie auf einmal das untrügliche Gefühl haben, Ihr Partner betrügt Sie? Schauen Sie sich dieses Gefühl einmal genau an. Wo in Ihrem Körper lässt es sich lokalisieren? Verspüren Sie die unangenehme Empfindung rechts von Ihrem Nabel, eher in der Bauchmitte oder in Herznähe? In diesen Körperregionen ist Ihr intuitives Wissen als deutliches Gefühl wahrnehmbar. In der Meditation wird dieser Bereich „Mitte" genannt und ist ein Ort der Konzentration oder der inneren Sammlung.

Achten Sie auf solche Gefühle und Signale und seien Sie dankbar, sie zu verspüren. Sie einfach als Argwohn oder paranoide Gedanken abzutun, hilft Ihnen nicht weiter. Vielleicht ist es ja tatsächlich Argwohn, aber ziehen Sie nicht automatisch vorschnelle Schlüsse. Betrachten Sie das Gefühl und die körperlichen „Symptome" der Situation als eine mit Ihrer Intuition verknüpfte Erfahrung, aus der Sie etwas lernen können.

Beginnen Sie, Ihren Instinkten und Gefühlen zu vertrauen, kultivieren Sie Ihre Intuition! Schauen Sie nach innen, um sich selbst zu verstehen und Ihnen selbst die beste Freundin zu sein. Horchen Sie in die Stille in Ihnen, bauen Sie Ihr inneres Wissen auf und lassen Sie es zu einem kraftvollen Hilfsmittel werden, auf das Sie in schwierigen

Augenblicken zurückgreifen können. Jedesmal, wenn Sie dankbar anerkennen, dass Sie eine Intuition haben, verstärken Sie diese Kraft und mit der Zeit wird Ihre Intuition zu einer verlässlichen Verbündeten. Sollen Sie diese Investition tätigen? Welche Schule soll Ihr Kind besuchen? Sollen Sie in diesem oder im nächsten Monat Urlaub machen? Erlauschen Sie die Antwort, die Ihnen Ihr Instinkt eingibt! Horchen Sie in Ihren Bauch!

Liegt Ihre Beziehung im Argen? Wenn das der Fall sein sollte, was können Sie daraus lernen? Wie schlecht wurden Sie als Kind behandelt und wie viel anhaltenden emotionalen Missbrauch oder wie viele körperliche Misshandlungen wollen Sie als Erwachsene erdulden? Missbrauch, den Sie immer weiter geschehen lassen, wird nie aufhören. Erkennen Sie Missbrauch überhaupt? Kreieren Sie in Ihrer Beziehung Situationen aus Ihrer Kindheit? Sind Sie bereit, etwas über Ihre Muster in Erfahrung zu bringen und auch zu lernen, wie Sie sie ändern können?

Wenn Sie in einer Beziehung leben, in der Sie missbraucht werden, hat man Ihnen ja vielleicht schon während Ihrer Kindheit einprogrammiert, Missbrauch als etwas ganz Normales anzusehen. Indem Sie das ein weiteres Mal erleben, haben Sie die Chance, sich von dieser Art der inneren Struktur ein für allemal zu befreien. Arbeiten Sie an Ihren Kernfragen, ohne sich selbst zu verurteilen, denn wenn Sie das tun, verursachen die Schläge, die Sie sich damit selbst verpassen, enormen Stress.

Jedesmal, wenn Sie Ihre Intuition verleugnen und die leise innere Stimme überhören, die Ihnen diese „Ahnungen" eingibt, schwächen Sie sie. Bitte ignorieren Sie Ihre Instinkte nicht! Wie können Sie aber mit deren Kultivierung beginnen? Einfach, indem Sie gut zuhören, wenn Ihnen Ihre Intuition eine Botschaft zukommen lässt! Und beim Zuhören wird Ihnen Ihre Intuition in Ihrer Beziehung, Ihrer Arbeit oder irgendetwas anderem den Weg weisen und Ihnen schweigend zu verstehen geben, was Sie tun sollten.

Wollten Sie schon einmal irgendwohin fahren, vielleicht zu einer Verabredung und hatten auf einmal ohne jeden logischen Grund das Gefühl, nach Hause zurückkehren zu müssen? Sie wissen, dass Sie sich dadurch verspäten werden, drehen aber trotzdem um. Und als Sie das Haus betreten, klingelt das Telefon, Sie unterhalten sich mit einer Freundin, was Sie weitere fünf oder zehn Minuten kostet. Dann fahren Sie erneut die Autobahn entlang und sehen einen tragischen Verkehrsunfall, der sich vor gar nicht allzu langer Zeit ereignet hat und in den Sie vielleicht geraten wären, wenn Sie sich nicht verspätet hätten.

Ihre Intuition hat Sie die entscheidenden fünf oder zehn Minuten später an der Unfallstelle entlangfahren lassen. Sie ist der Teil von uns, der in die Zukunft reicht und zehn Minuten, eine Woche, einen Monat oder Jahre der Zeit voraus sein kann.

Erinnern sie sich noch, wie es sich anfühlte, als Sie den plötzlichen Drang verspürten, nach Hause zurückzukehren? Überkam Sie ein Gefühl der Ruhe, das nur schwer zu beschreiben ist, sich aber deutlich von der Ruhe unterscheidet, die Sie empfinden, wenn Sie einen schönen Sonnenuntergang betrachten? Oder war es eher wie ein Drang, der Sie nach Hause zog, als ob Sie vergessen hätten, eine Herdplatte auszuschalten? Wo genau am Körper haben Sie etwas gespürt? Im Bereich des Nabels? Zwischen Nabel und Herz? In der Mitte Ihres Körpers? Wie hat sich Ihr Magen angefühlt? Wie ein Knoten? Oder war Ihnen leicht übel? Sträubten sich Ihnen die Nackenhaare oder standen Ihnen vielleicht die Haare auf den Armen zu Berge? Sahen Sie rasch vorbeiziehende Bilder vor Ihrem inneren Auge (eidetische Bilder)? Intuition kann sich im Körper auf ganz unterschiedliche Weise manifestieren.

Welche Organe sind Ihrer Meinung nach mit Ihrer Intuition verknüpft? Achten Sie in diesem Zusammenhang auf die Leber (den Sitz der Seele), die Nieren (die Angst wahrnehmen) und das Herz (den Sitz der spirituellen Energie).

Wenn Ihnen ein Gedanke durch den Kopf schießt, Sie plötzlich etwas erkennen oder eine Eingebung haben und Sie spüren dabei eine oder mehrere der genannten Empfindungen, dann wird Ihre Intuition gerade am Werke sein. Müssen Sie hingegen über die Sache nachdenken, ist es Ihr Verstand. Vor allem der bewusste, rationale Verstand und negative Gefühle wie Angst oder Paranoia verwerfen die Intuition.

Inzwischen sollten Sie begriffen haben, dass Intuition, instinktive Ahnungen, Hellsichtigkeit und das Wissen Ihrer Seele dasselbe sind. Oder etwa nicht? Zwischen intuitiver Vorsicht und Angst und Paranoia gibt es eine feine Trennungslinie. Wenn Sie sich allerdings bei Ihren Ahnungen immer irren, sollten Sie sich einmal ernsthaft mit Ihren Ängsten auseinander setzen.

Wichtig ist in diesem Zusammenhang auch, dass Sie Ihrer eigenen Intuition und nicht der eines anderen Menschen vertrauen. Viele Menschen sind von Personen abhängig, die ihnen Ratschläge zu ihrem Seelenleben geben, obwohl diese nicht einmal zutreffen.

Manchmal ist es nicht einfach, eine gute Intuition zu entwickeln, besonders wenn die dadurch zu Tage tretenden Informationen abgewehrt oder missachtet werden. Häufig ist Schweigen die einzige Möglichkeit, damit umzugehen. Nach einer Weile verfliegt auch die Begeisterung darüber, es jemandem „doch gleich gesagt zu haben". Wenn Sie aufgrund des von Ihnen Gesehenen wissen, dass etwas unternommen werden muss, gibt es Wege, dafür zu sorgen, ohne über das Gesehene zu sprechen.

Haben Sie schon einmal von etwas geträumt, das später eintrat? Wir kennen ja alle dieses Déjà-vu-Erlebnis, das Gefühl, Gegenwärtiges schon einmal erlebt zu haben. Oftmals haben wir die Situation dann schon einmal geträumt und den Traum wieder vergessen. Ich hatte als Teenager einmal einen solchen Traum und zwar an einem Heiligabend, an dem meine Eltern und ich zu meiner Tante nach Connecticut gefahren waren.

Damals träumte ich, das Haus hätte Feuer gefangen und wir seien alle getötet worden oder hätten schwere Verbrennungen davongetragen. Als ich aufwachte, war mir hundeelend und ich wusste in diesem Augenblick, dass das Geträumte am Morgen des ersten Weihnachtsfeiertages geschehen würde. In meiner Kindheit hatten meine Eltern kein besonderes Interesse daran gehabt, sich meine Träume anzuhören und es war klar, dass mein Traum auch an diesem Morgen nicht gut von ihnen aufgenommen worden wäre. Wir waren alle etwa eine Stunde wach, meine Mutter und meine Tante machten gerade den Truthahn fertig, als der Strom ausfiel. Meine Übelkeit, das komische Gefühl in meinem Bauch, verstärkte sich. Irgendwie hatte das Feuer mit der Elektrizität im Haus zu tun.

Ich wusste, dass alle das Haus verlassen mussten. Daher verwandelte ich mich in eine herumnörgelnde Göre, die hartnäckig darauf bestand, woanders zu frühstücken, weil sie jetzt Hunger hatte und nicht warten konnte, bis der Strom wiederkehrte. Mein Verhalten war so untypisch, dass wir alle innerhalb einer Viertelstunde im Schnee unterwegs waren, um auswärts zu essen. Drei Stunden später schließlich kehrten wir zum Haus meiner Tante zurück und als sie die Haustür öffnete, drang uns dichter, schwarzer Rauch entgegen.

Wie sich herausstellte, war es wegen einer Störung in der Stromzuleitung für das gesamte Viertel während unserer Abwesenheit zu einem Spannungsstoß gekommen, der das gesamte Haus meiner Tante in Flammen aufgehen ließ. Der Küchentisch, mein Bett und die Steckdose im Bad, vor der sich mein Vater rasiert hatte, waren durch die ungeheure Hitzeentwicklung der Entladung völlig zerstört worden.

Unsere Intuition lässt sich am besten durch Meditation entwickeln und verstärken. Die folgende Übung fördert auf sanfte Weise Ihre Sensibilität. Am besten legen Sie sich dazu möglichst entspannt hin. Natürlich können Sie auch eine Meditationshaltung einnehmen. Schließen Sie die Augen und konzentrieren Sie sich auf die Mitte Ihrer Stirn. Sie brauchen dabei die Augen nicht zu drehen. „Starren" Sie mit geschlossenen Augen in die Dunkelheit und bewegen Sie sich mit Ihrer Aufmerksamkeit immer mehr in diese Dunkelheit hinein, bis Sie deren Kern erreichen und bunte, sich verändernde, in sich zuammenfallende und auseinander hervorgehende Farben sehen.

Beobachten Sie, wie sich diese Farben sanft in Ihrem ganzen Kopf ausbreiten. Als Kind habe ich das immer unheimlich gern gemacht und auch heute noch macht mir diese Übung viel Spaß. Wenn ich meine Augen schließe, erscheint zunächst eine wundervolle, blaue Kugel, die sich am Anfang überhaupt nicht bewegt, sich dann ausdehnt, in sich zusammenfällt, in Purpur und Weiß und manchmal in Rosa übergeht und in den Farben eines wunderschönen Sonnenuntergangs erstrahlt. Wenn ich dieses Farbenspiel beobachte, erreiche ich irgendwann einen Punkt, an dem ich mir bewusst werde, dass alles nur noch Farbe ist. Die Übung ist zur Meditation geworden. Mein Geist ist ruhig und leer. Es gibt keine Sorgen und keine Gedanken mehr und ich bin völlig entspannt. Diese kleine Übung kommt meiner Intuition sehr zugute. Meine Ohrringe trage ich übrigens genau an dem Akupressurpunkt, dessen Stimulierung meine intuitiven Fähigkeiten stärkt, worauf ich im folgenden Kapitel über die Ohr-Akupressur noch zu sprechen komme.

Ohr-Akupressur (Aurikulotherapie)

Bei der Ohr-Akupressur oder Aurikulotherapie handelt es sich um eine Richtung der chinesischen Medizin, die sich ausschließlich mit den Energiepunkten auf der Innen- und Außenseite der Ohrmuschel beschäftigt. Dort liegen buchstäblich Hunderte winziger Punkte, die mit den Organen, den Gliedmaßen, dem Mund, der Wirbelsäule und den Geschlechtsorganen verknüpft sind, über die sich Zahnschmerzen und Asthma behandeln lassen, die mit Glücksgefühlen oder der Intuition in Verbindung stehen oder mit denen eine Anästhesie vorgenommen werden kann.

Was immer Ihnen auch zu Ihrem Körper einfällt, auf oder in der Ohrmuschel gibt es eine Entsprechung dazu. Diese Punkte werden mit einem kleinen Instrument aus einem organischen Material gedrückt, dessen Enden aus massivem Gold und Silber bestehen und das in der Hand gehalten wird. Über bestimmte Punkte lässt sich auch Drogen- und Alkoholabhängigkeit behandeln, sowie eine Nikotinentwöhnung durchführen. Vor mehr als zweitausend Jahren schrieb Ling Shu im *Nei Ching*: „Das Ohr ist der Ort, an dem sich alle Energiekanäle treffen."

In meiner Arbeit habe ich herausgefunden, dass sich schnellere, stärkere und der Arbeit mit den auf den Meridianen liegenden Punkten am Körper deutlich überlegene Resultate erzielen lassen, wenn ich den entsprechenden Organpunkt am Ohr massiere, obwohl die Ergebnisse natürlich wie immer von Mensch zu Mensch variieren.

Normalerweise gelangen meine Klientinnen bei der Ohr-Akupressur in einen veränderten Bewusstseinszustand, der dem Schlaf ähnelt und in dem sie mit alten emotionalen Problemen, Traumata aus der Kindheit oder (je nach Glaubenssystem) Erlebnissen aus „vergangenen Leben" oder dem „Ahnengedächtnis" in Kontakt kommen. Manchmal sprechen Klientinnen dann mit der Stimme einer Vierjährigen und können sogar Gerüche ihrer alten Umgebung verströmen, die im Körpergedächtnis gespeichert wurden.

In einem Fall beschrieb meine Klientin in ihrer Kleinmädchenstimme gerade, wie sie immer auf eine hinter dem Haus ihrer Eltern liegende Wiese gelaufen war, sich dort mit dem Gesicht nach unten in den Klee geworfen und dessen Duft eingeatmet hatte, als sie auf einmal deutlich nach Klee roch! Kurz darauf roch es auf einmal nach frischer Farbe, ein Geruch, den sie immer verabscheut hatte. Die Klientin berichtete dabei, dass sie damals jeden Tag auf den Balkonstufen gesessen hatte, um auf ihren von der Arbeit heimkehrenden Vater zu warten. Kurz nachdem der Balkon frisch gestrichen worden war, kam ihr Vater nicht nach Hause zurück, weil er auf der Arbeit einen Schlaganfall erlitten hatte und daran gestorben war.

Die Frau weinte leise in ihrem „Schlaf" und wachte später auf, ohne zu wissen, warum sie weinte. Ich erzählte ihr Wort für Wort, was sie mir berichtet hatte und sie begriff, dass sie sich eigentlich nie von dem Trauma des plötzlichen Todes ihres Vaters erholt hatte und einundsiebzig Jahre lang den Schmerz und Kummer darüber mit sich herumgetragen hatte. Sie hatte nie verstanden, warum ihr beim Geruch von frischer Farbe immer so schlecht wurde oder ihr dieser Geruch eine solche Angst einjagte. Während dieser Dreistundensitzung bewältigte sie auch ihre Schuldgefühle über den Tod ihrer Mutter, die an Krebs starb, als sie das College besuchte. Am Ende der Sitzung wirkte sie durch die Befreiung von den mit dem Tod ihrer Eltern verbundenen seelischen Schmerzen und Schuldgefühlen zwanzig Jahre jünger.

Bei der Ohr-Akupressur weiß ich eigentlich nie, wie die Sitzung verlaufen wird. Häufig stelle ich fest, dass ich intuitiv Punkte massiere, die von der Pulsdiagnose her gar nicht massiert werden müssten und dass gerade über diese Punkte häufig völlig unerwartete und dramatische Heilungen erfolgen. Wenn aus dem Körper der Klientin negative Energie abgezogen wird, sehe ich manchmal Szenen aus ihrer Kindheit oder andere Situationen, die die Probleme der Gegenwart herbeigeführt haben. Meine Körpertemperatur steigt, ich spüre an den gleichen Körperstellen Schmerzen, an denen vorher meine Klientin Schmerzen hatte, manchmal wird mir dabei übel.

Einmal waren meine Hände so sehr mit der schmerzhaften Energie einer Klientin angefüllt, dass ich die Behandlung unterbrechen musste, um die Hände in eine in der Nähe stehende Schüssel mit Wasser zu legen. Wasser zieht negative Energie aus dem Körper und das Wasser wurde prompt dunkelgrau, was meiner Klientin die ungläubige Bemerkung entlockte: „Du lieber Himmel! Das kam aus mir?"

Bei einer anderen Sitzung saß ich draußen auf dem Rasen und massierte jemandem, der unter starken arthritischen Schmerzen litt, gerade spontan den Nacken, als sich meine Hände zusammenkrümmten, ganz knorrig wurden und überhaupt nicht mehr an ihren Normalzustand erinnerten. Ich konnte die Finger nicht mehr strecken und in diesem Fall gab mir der Klient den Tipp, die Finger ins Gras und in die Erde zu stecken und so die negative Energie, die ich aus seinem Körper herausgezogen hatte, an die Erde abzugeben.

Einer meiner interessantesten Fälle war ein übergewichtiger Mann Anfang vierzig, der zu mir kam, weil er alkoholabhängig und starker Raucher war und sich von beiden Süchten befreien wollte. Seine Leber und die Nieren waren schwer geschädigt und der Alkohol und das Nikotin hatten auch sein Sperma so sehr verändert, dass er keine Kinder zeugen konnte. Als ich seine Ohrpunkte behandelte, kam eine derart toxische Energie aus ihm heraus, dass ich einmal fast bewusstlos geworden wäre. Bei einem anderen Punkt fühlte ich mich wie betrunken. Als ich seine Lungenpunkte von den tiefen Lungenbronchiolen hoch bis zum oberen Lungenbereich massierte, war mir unglaublich übel. Mein Klient machte derweil die Atemübungen, in die ich ihn unterwiesen hatte. Dann wanderte mein Stift zum Punkt für die Prostata und der Ausbruch der blockierten Energie war an dieser Stelle so stark, dass meine Hand von seinem Ohr weggestoßen wurde. Mittlerweile schnarchte der Mann. Am Ende der Behandlung dieses Punktes schien der kleine Stift fünfzehn Pfund zu wiegen, so viel Energie war dort freigesetzt worden. Mein Klient fühlte sich „wie neugeboren". Drei Tage später hatte er kein Bedürfnis mehr nach Alkohol oder Nikotin und eine Woche darauf hatte er zehn Pfund abgenommen und erklärte jubelnd, dass er das erste Mal in seinem Leben normale Spermawerte hatte.

Die Ohr-Akupunktur führte im alten China dazu, dass Ohrringe zu Gesundheitszwecken getragen wurden und nicht so sehr wie heute als Schmuck. Sogar die Griechen Hippokrates und Galen beschrieben gegen 470 v. Chr. das Durchstechen der Ohren und das Tragen von Ohrringen, durch das Menstruationsprobleme gelindert und behandelt werden sollten.

Damals wurden goldene Ohrringe in einen durchstochenen Akupunkturpunkt gesetzt, um über die Stimulierung dieses Punktes das damit verbundene Organ mit Energie aufzuladen. Silberne Ohrringe wurden benutzt, wenn ein Organ zu viel Energie hatte. Edelsteine fügte man aufgrund ihrer therapeutischen Wirkungen hinzu. So wurden beispielsweise Smaragde getragen, um eine Fehlgeburt zu verhindern und die Geburt zu unterstützen, ein Amethyst diente zur Reinigung des Blutes, der Rubin zur Regulierung der Menstruation und zur Steigerung der Fruchtbarkeit, Zitrin zur Stärkung der Sexualkraft und zur Kräftigung von Niere und Leber. Die gewünschten Wirkungen wurden durch das Gold oder Silber auf den betreffenden Energiestrom übertragen. Der herkömmliche Punkt, an dem heutzutage das Ohr durchstochen wird, liegt in der Mitte des fleischigen Ohrläppchens. Das ist der Punkt, der mit der Intuition, dem dritten Auge oder seelischer Wahrnehmung in Verbindung steht. Wir sollten darauf achten, an dieser Stelle Gold und nicht Silber zu tragen, denn Gold wirkt sich in Kombination mit einem traditionell als sehr spirituell geltenden Amethyst oder Smaragd positiv auf die Intuition aus.

Die alten Chinesen behandelten Krankheiten der weiblichen Yin-Organe über Ohrringe im linken Ohr und Krankheiten der männlichen Yang-Organe entsprechend über das rechte Ohr. In einigen Situationen, in denen es um das Ausbalancieren von Energie ging, wurde das linke Ohr als wirkungsvoller angesehen als das rechte, weil die linke Körperseite die weibliche, rezeptive Seite ist. Normalerweise berücksichtige ich bei der Entschei-

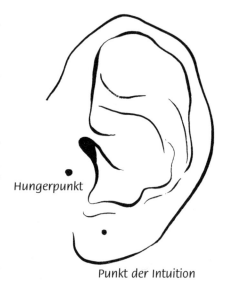

Hungerpunkt

Punkt der Intuition

dung, welches Ohr ich behandeln soll, immer, ob jemand Rechts- oder Linkshänder ist, denn ein Rechtshänder wird aus einer Behandlung des rechten Ohres den größeren Nutzen ziehen.

Ein gutes Beispiel dafür, wie die Aurikulotherapie in der heutigen Zeit angewandt wird, ist das derzeitige Interesse an kleinen Klammern im Ohr, die gesetzt werden, um abzunehmen. Der als „Hungerpunkt" bekannte Punkt am Ohr lässt sich massieren, um jemandem zu helfen, der seine Ernährung umstellen will, um schlanker zu werden oder zuzunehmen. Die Stimulation des Hungerpunktes hilft auch bei der Dämpfung oder Steigerung des Appetites, wenn es darum geht, bei einer Bulimie oder einer Anorexie das energetische Gleichgewicht wiederherzustellen.

Würden wir alle über mehr sexuelle Energie verfügen und ausgeglichener sein, wenn wir unseren Nasenflügel an dem Punkt durchstoßen, an dem in Indien Nasenstecker getragen werden? Dieser Punkt steht mit dem Magen in Verbindung, einem Erdorgan. Die alten Chinesen fingen bei einer Behandlung immer mit den Erdorganen an. Das Partnerorgan des Magens ist Milz-Pankreas. Der Magen ist Yang oder männlich und gibt Energie an Milz-Pankreas ab, ein Yin-Organ und umgekehrt. Zwischen beiden Organen besteht ein harmonischer Energiefluss. Energetisch gesehen herrscht Milz-Pankreas über die Geschlechtsorgane, auf der körperlichen Ebene reinigt die Milz das Blut, indem sie tote rote Blutkörperchen entfernt und B-Zellen produziert, die ihrerseits die zur Bekämpfung von Krankheiten nötigen Antikörper bilden. Wir wissen, dass Gold einen Energiepunkt stimuliert (Energie hereinbringt) und Silber sediert (übermäßige Energie freisetzt). Gold ist ein Yang-Metall, Silber ein Yin-Metall. Das Durchstechen der Nasenflügel erfolgt immer auf der linken (Yin-)Seite, dort wird dann ein goldener Ring oder ein goldener Nasenstecker getragen, der den Magenmeridian dauerhaft stimuliert, wodurch dieser immer reichlich Energie an sein Partnerorgan Milz-Pankreas abgeben kann, was den Geschlechtstrieb vitalisiert und Fortpflanzungssystem und Immunsystem kräftigt.

Auf ähnliche Weise trug man früher goldene Armreifen, um alle Organpulse zu regulieren und zu stimulieren. Goldgürtel um die Taille dienten dem gleichen Zweck, sie zogen die heilende Kraft der Sonne an. Man glaubte, dass Edelsteine von den über sie herrschenden Planeten, die ja ebenfalls bestimmten Elementen und einzelnen Organen zugeordnet sind, ganz sanft Energie anziehen.

Überall im Altertum haben Kunsthandwerker Schmuckstücke geschaffen, die als Talismane zum Schutz, zur Heilung und zur Optimierung der Gesundheit dienten. Die unterschiedlichen Kulturen in den einzelnen Ländern scheinen dabei ein und dasselbe Grundwissen geteilt zu haben.

Farbtherapie

Jedes der fünf Elemente und daher auch jedes Organpaar wird einer Farbe zugeordnet. Die Farbe für die Erde ist gelb, Metall ist weiß, Wasser blau oder schwarz, Holz grün und Feuer rot.

In unserem Alltag schenken wir Farben gewöhnlich nur wenig Aufmerksamkeit. Farbe ist einfach da, Farben umgeben uns in der Natur, bei der Arbeit, in unseren Häusern und begegnen uns in unseren Schränken und Schubladen. Wenn wir Farben jedoch genauer wahrnehmen und uns gewahr werden, welche wir mögen und welche wir unangenehm finden, können uns dabei überraschende Einzelheiten über Vorgänge in uns bewusst werden, die uns Aufschluss geben über unsere körperliche und emotionale Gesundheit. Für farbtherapeutische Zwecke ist es nützlich, sich die den fünf Elementen zugeordneten Farben zu merken und wirklich auf das zu lauschen, was uns unsere Intuition und unser Unbewusstes jeden Tag aufs Neue mitzuteilen versuchen.

Welche Farbe hat Sie heute morgen bei der Wahl Ihrer Unterwäsche besonders angesprochen? Hatten Sie das Gefühl, am liebsten etwas Blaues anziehen zu wollen, sich dann aber entschieden, Grün zu tragen, sodass sich Ihr Kopf über Ihre Intuition hinwegsetzte? Sind Sie ein wenig erschöpfter als üblich von der Arbeit nach Hause zurückgekehrt und hatten überhaupt keine Lust auf Sex?

Vielleicht war ja an jenem Tag Ihre Wasserenergie ein wenig schwach und Sie bekamen die Botschaft, dass Sie die Anregung durch die Farbenergie Blau brauchten. Wenn die Energiespeicher der Nieren leer sind, ist Milz-Pankreas der Meridian, der als Nächstes Energie verliert. Die Geschlechtsorgane, die Sexualenergie und das Verlangen werden vom Milz-Pankreas-Meridian gesteuert. Als Sie beschlossen, Grün zu tragen und damit die mit dem Element Holz verknüpfte Farbe, gab Grün nur dem Holz zusätzliche Energie, was Ihrem Wasser noch mehr Energie entzog, wodurch auch der Erde Energie abgezogen wurde.

Eines meiner tiefsten Erlebnisse mit Farben hatte ich auf dem O'Hare-Flughafen in Chicago. Zwischen den Terminals gibt es dort einen unterirdischen Verbindungstunnel mit einem Laufband. Die Wände des Tunnels sind mit Vierecken in weichen Pastelltönen verkleidet, die das gesamte Farbspektrum abdecken. Die hellen Neonlampen an der Decke leuchten ebenfalls in den Farben des Regenbogens, wobei der Tunnel am anderen Ende in ein helles weißes Licht getaucht wird. Helle Farben gelten als Yang, Pastelltöne als Yin.

An jenem Tag trug ich Schwarz. Schwarz enthält alle Farben in sich und schluckt alle Farben, während Weiß alle Farben zurückwirft. Nur durch meine schwarze Kleidung zog ich die therapeutische Wirkung jeder Farbe des Tunnels in das Energiesystem meines Körpers und als das Laufband im weißen Licht angelangt war und ich den anderen Terminal betrat, fühlte ich eine ungeheure Ruhe, als wäre ich auf irgendeine Art gereinigt worden oder hätte eine kleine Massage bekommen. Jeder, der durch diesen Flughafentunnel kam, wurde durch diese Farben beeinflusst, ob sich die Menschen dessen allerdings bewusst waren, steht auf einem anderen Blatt. Lernen Sie, sich für die Wirkungen zu sensibilisieren, die Farben auf Sie haben!

Dr. Norman Shealy[33] aus Springfield, Missouri, ein bekannter Neurochirurg, der dort ein Heilinstitut besitzt, wendet bei seinen Behandlungen unter anderem eine Abfolge farbiger Lichtblitze an, die einen harmonischen Einfluss auf die Neurochemie des Gehirns ausübt. Dr. Shealy arbeitet mit Patienten, die an chronischen Schmerzen, Depressionen, Schlafstörungen und einer Reihe anderer Probleme leiden. Da in meiner Heilarbeit Intuition eine große Rolle spielt und ich auch meine Diagnosen intuitiv vornehme, studierte ich bei ihm die Wissenschaft der Intuition und fand seine Methoden ausgesprochen faszinierend. In vielen Krankenhäusern arbeiten führende Chirurgen mit intuitiv arbeitenden Diagnostikern zusammen, die geistig den Körper nach Krankheiten absuchen. Mittlerweile ist es in den USA sogar möglich, auf diesem Gebiet zu promovieren.

Dass Farbe und Farbtherapie zur Heilung verwendet werden, ist nichts Neues. Farben wurden seit Jahrhunderten von vielen Kulturen zu diesem Zweck genutzt. Wer trauert, trägt gewöhnlich Schwarz oder Weiß. Weiß zu tragen, unterstützt den Prozess, durch den die Lunge von Kummer befreit wird. Schwarz hat die gleiche Wirkung, da diese Farbe die Nieren dazu anregt, der Lunge verstärkt Energie zu entziehen. Schwarze Kleidung hilft auch, die durch die emotionalen Belastungen der Trauerarbeit verlorene Energie wieder aufzufrischen.

Wenn ich weiß, dass mich jemand wegen eines bestimmten Problems aufsucht, lege ich farbige Tücher auf die Liege in meiner Praxis, deren Farben jeweils auf die Probleme der betreffenden Person abgestimmt sind. Als eines Tages eine Klientin eine Sitzung bei mir buchte und dabei sagte, sie wäre sehr erschöpft, litte unter Nierenschmerzen und fühle sich allgemein elend, während sie hinzufügte, eine Blaseninfektion wäre im Anmarsch, legte ich für sie ein dunkelblaues Handtuch auf die Liege. Blau ist die Farbe für das Element Wasser und die Organe Niere und Blase. Als die Klientin kam, reichte ich ihr bei ihrer Ankunft zunächst eine Tasse Preiselbeerenblättertee mit Zimt, da Zimt die Nieren erwärmt und Preiselbeerenblätter wegen ihrer alkalischen Eigenschaften eine ausspülende Wirkung haben. Ich führte eine Pulsdiagnose durch und kam zu folgendem Ergebnis: Blase war schwach, Niere übermäßig, Lunge und Dickdarm waren ebenfalls schwach.

Zur Vorbereitung auf ihre Behandlung mit Ohr-Akupressur massierte ich ihren oberen Rücken, ihre Schultern und ihren Nacken und sie begann direkt, davon zu schwärmen, wie gut sie sich fühlte, obwohl ich noch gar nicht richtig begonnen hatte.

Ich bearbeitete die Ohrenpunkte für die betroffenen Organe und noch weitere Punkte für ihre anderen Leiden und sie gab eine Menge alter, verbrauchter, blockierter Energie frei, die ich als ganz leichtes Pulsieren oder Schwirren spürte, das in meine Finger floss. Nach einer Viertelstunde waren ihre Nierenschmerzen verschwunden.

Als ich nach ihrer Behandlung das dunkelblaue Handtuch von der Liege nahm, auf dem sie die ganze Zeit über gelegen hatte, merkte ich, dass noch zwanzig Minuten, nachdem sie aufgestanden war, die Stelle des Handtuchs, die unter ihrer rechten Niere gelegen hatte, ganz heiß war, während sich der Rest des Handtuchs kalt anfühlte. Ich war bei ihrem Anruf davon ausgegangen, dass ihr beide Nieren weh taten, tatsächlich hatte sie jedoch nur mit der rechten Niere Probleme. Sie war genauso überrascht über die warme Stelle wie ich. Offensichtlich hatte die blaue Farbe dabei geholfen, die negative Energie, die diese Niere in Mitleidenschaft gezogen hatte, aus ihrem Körper herauszuziehen.

Mein ganzes Leben lang habe ich die Farbe Rot immer verabscheut. Rot war die Lieblingsfarbe meiner Mutter und deshalb hatte sie immer eine Menge roter Kleider für mich ausgewählt. Ich hatte nie verstanden, warum ich diese Farbe so wenig mochte, da sie mir an anderen immer gut gefiel. Wenn meine Mutter jedoch veruchte, mir mein kleines rotes Samtkleid und die dazu passenden Schuhe anzuziehen, zuckte ich zurück. Auch Gelb mochte ich nie. Später erkannte ich, dass ich als Kind, das sexuell missbraucht worden war, unbewusst auf keinen Fall etwas mit einer Farbe zu tun haben wollte, die meinem Genitalbereich Energie zuführte. Rot, die Farbe des Elements Feuer, gibt Energie an Erde ab. Die zur Erde gehörende Farbe ist Gelb und Gelb ist auch die Farbe des Meridians, der die Sexualität steuert: der Milz-Pankreas-Meridian.

Ein Skeptiker würde jetzt wahrscheinlich einwenden, das passe alles viel zu gut zusammen. Doch in meinem ganzen Leben bin ich immer wieder auf ähnliche Situationen gestoßen. Jeder hat auch die vertrauten Redewendungen im Ohr, die etwas mit Farben zu tun haben. Lassen Sie solche sprachlichen Ausdrücke einmal in ihrer Beziehung zur Fünf-Elemente-Lehre auf sich wirken!

Sie sind „grün oder gelb vor Neid"? Vielleicht sind Sie so eifersüchtig und neidisch, dass Ihre Lunge der Leber Energie entzieht. Sie sind „weiß wie der Tod"? Vielleicht haben Sie gerade einen so schlimmen Schock erlebt, dass Ihr Herz der Lunge Energie entzieht. Sie sind so wütend, dass Sie „nur noch

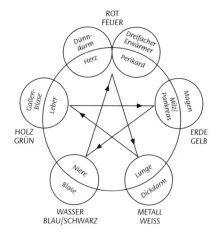

Die Zuordnungen der Farben zu den fünf Elementen

rot sehen"? Vielleicht entzieht Ihre Leber dem Herzen Energie.

Ein negatives Gefühl, das in einem bestimmten Organ entsteht, wird sich verschlimmern und auf einer tieferen Ebene in ein anderes Organ wandern, wenn wir ihm keine Aufmerksamkeit schenken, es nicht anerkennen oder annehmen.

Mit der Zeit werden Sie erkennen, dass das Denken in den fünf Elementen Sie dabei unterstützt, gesünder zu leben. Bevor ich mit dieser Arbeit begann, hätte ich es mir nie träumen lassen, dass mein Widerwille, Gelb zu tragen, etwas mit Sexualität zu tun hatte und dass Rot, die mit dem Element Feuer verknüpfte Farbe, mir eigentlich geholfen hätte, meine Energie wieder in die Körperregionen zurückzulenken, die unter dem sexuellen Missbrauch gelitten hatten. Auch die vom Milz-Pankreas-Meridian gesteuerten Geschlechtsorgane hätten von den belebenden Kräften der mit der Erde verbundenen Farbe Gelb profitieren können.

Als ich beschloss, meine Erinnerungen an den sexuellen Missbrauch, den ich erlitten hatte, zu heilen, strich ich mein Badezimmer zinnoberrot. Ich kaufte rote Kerzen mit einer Brenndauer von sieben Tagen und betete um Heilung und Unterstützung bei meinem Prozess der Konfrontation und des Loslassens meiner schlimmen Erinnerungen. Dann machte ich das Licht aus, ließ nur die eine Kerze brennen und nahm ein Bad. Ich hatte Jasmin-, Lavendel- und Rosmarinöl und ungefähr zehn Pfund Epsomer Bittersalz in das Badewasser getan. In dieser Atmosphäre heilenden Wassers, der Wärme, der Duftöle aus der Aromatherapie und des sanften Lichtes konzentrierte ich mich auf meine Erinnerungen an den sexuellen Missbrauch. Mit jedem Bad verloren die schrecklichen Bilder immer mehr an Macht und irgendwann konnte ich sie mir anschauen, ohne dabei heftige Gefühle, Angst oder Entsetzen zu empfinden, konnte darüber sprechen und sogar Vorträge darüber halten. Als ich den Missbrauch auf der Ebene der Gefühle und der Erinnerungen bewältigt hatte, begann ich, offener zu werden und war in jeder Hinsicht nicht mehr so ängstlich. Ich fühlte mich leichter, sah besser aus, lächelte viel häufiger ohne konkreten Anlass. Mein Badezimmer, in dem ich zehn Monate lang dreimal in der Woche diese Bäder genommen hatte, ist immer noch rot gestrichen.

Wut heilen

Negative Emotionen nagen an uns, wenn wir sie nicht beachten. Wie Forschungen zeigen, lässt sich Wut mit Depressionen, hohem Blutdruck, Herzkrankheiten, Arthritis, Stress, Drogenmissbrauch und Fettleibigkeit in Verbindung bringen. Frauen, die bezüglich ihrer Wut zu Extremen neigen, dieses Gefühl also entweder unterdrücken oder an anderen auslassen, haben höhere Brustkrebsraten.[34]

Das bedeutet nicht, dass es unangemessen wäre, Wut zu verspüren. Es gibt Situationen im Alltagsleben, in denen Wut durchaus angebracht ist. Wichtig ist jedoch, die Wut wirklich zu fühlen, sich mit ihr zu verbinden und sich zu gestatten, wütend zu sein, um sie dann vollständig wieder loslassen zu können. Wurzelt die Wut, die Sie gerade bei sich spüren, vielleicht in einer Situation, die Sie schon einmal erlebt haben? Bekommt die Person, mit der Sie jetzt zu tun haben, die volle Wucht Ihrer Wut für etwas ab, das in Wirklichkeit vielleicht Ihrer Mutter oder Ihrem Vater oder jemand anderem galt, als Sie sechs oder sieben Jahre alt waren?

Im Verlauf meiner Fortschritte mit meinem eigenen Heilungsprozess und meiner Beschäftigung mit Kindheitsthemen wurde ich auf etwas aufmerksam, das mich überraschte und gleichzeitig sehr heilsam war. Wenn ich früher über irgendetwas oder auf irgendjemanden wütend war, kochte ich innerlich und knirschte ein paar Stunden, manchmal auch nur eine halbe Stunde lang oder für die Dauer einer Dreißig-Kilometer-Fahrt mit den Zähnen (Wut kann sich auch in Problemen mit den Zähnen manifestieren). Heute merke ich, dass meine Wut vielleicht eine Minute lang andauert und danach vollständig verschwunden ist. Manchmal hält die Wut nur ein paar Sekunden an, manchmal bin ich auch überhaupt nicht wütend.

Wenn ich jedoch in Wut gerate, untersuche ich die Situation mit ruhigem Kopf und frage mich: „Gibt es, von der Wut einmal abgesehen, noch irgend etwas anderes, das du fühlst? Hast du dich schon einmal so gefühlt und wenn ja, wann?" Dann kann es sein, dass auf einmal eine weit zurückliegende Erinnerung, beispielsweise aus der Zeit, in der ich zwanzig war, hochkommt und ich mich mit vielen Einzelheiten an eine spezielle Situation erinnere, begreife, was da geschehen ist, daraufhin die Erinnerung loslasse und mich frage: „Steht damit vielleicht etwas in Verbindung, das noch weiter zurückreicht?"

Dann schaue ich mir eine Zeit an, in der ich vielleicht drei war. Ich habe schon unglaublich viel Wut in der Gegenwart freigesetzt, deren Ursprung in einer Situation lag, in der mich jemand ignorierte, für dumm verkaufte, auslachte, mir nicht glaubte oder mir nicht zuhörte, als ich noch ganz klein war. Dieser ganze Prozess dauert vielleicht zwei oder drei Minuten und ist manchmal sogar noch kürzer, aber „Zeit", wie wir sie kennen, existiert im Bereich der Psyche und des Geistes ohnehin nicht.

Diese Heilmethode, bei der aus einer bestimmten Situation heraus der zu ihr führende Weg zurückverfolgt wird, wurde von Dr. Dan Jones und John Lee entwickelt. Lee schrieb zahlreiche Bücher, unter anderem „Auf der

Suche nach dem Vater – Wie Männer wieder Zugang zu ihren Gefühlen finden" und „Richtig wütend – Vom Umgang mit einem explosiven Gefühl". Die Therapie arbeitet mit der Aufdeckung ursprünglicher Gefühlsenergien und führt auf diese Weise zur Genesung.

Ich habe mich in dieser Therapieform ausbilden lassen und konnte bei mir und bei meinen Klienten feststellen, dass sie eine der schnellsten Methoden ist, alten „Gefühlsmüll" aus dem Körpergedächtnis zu entfernen.

Ich bin fest entschlossen, meine ganzen Kindheitsthemen zu heilen und nicht länger in der Person gefangen zu sein, die meine von Missbrauch und gestörten Verhältnissen geprägte Kindheit aus mir gemacht hat. Dieser Wunsch zur Heilung ist so stark, dass ich mich dazu bringe, mich mit Themen auseinander zu setzen, die mir einiges abverlangen. Sie jagen mir Angst ein, aber ich habe den Wunsch und auch die Geduld verloren, Woche für Woche auf der Couch eines Therapeuten zu liegen und immer wieder über das gleiche Thema zu sprechen. Zumindest nach meinem Verständnis hat das mit Heilung nicht viel zu tun, denn dabei bleibt man im Zustand der Verwundung. Miteinander über erlittene Wunden zu sprechen, endlos in Selbsthilfegruppen zu leben oder sich aufgrund eines Schmerzes oder Traumas zu binden, sind alles kaum Lebensweisen, die einem helfen, sich aus der Vergangenheit zu befreien und über sie hinauszuwachsen.

Wenn Sie in der Vergangenheit bleiben wollen, wo es jetzt „sicher" ist, weil Sie endlich wissen, was Ihnen widerfuhr, sollten Sie in einer Selbsthilfegruppe bleiben. Eine solche Gruppe wird aber der letzte Platz sein, an dem Sie sich aufhalten sollten, wenn Sie die Wunden der Vergangenheit wirklich heilen wollen, nachdem sie sich damit konfrontiert haben, wer Sie sind, was Sie sind und warum Sie das geworden sind.

Stellen Sie sich Ihrer Angst und Ihrer Panik, anstatt in Ihre Selbsthilfegruppe zu laufen! Dann haben Sie bereits damit begonnen, sich bzw. Ihr Gehirn umzuprogrammieren und sich auf mehr als das bloße Überleben innerhalb dieser Gruppen einzustellen, das mit dem wirklichen Leben nicht viel zu tun hat.

Sie sind missbraucht worden? Okay, decken Sie Ihre Muster auf. Nehmen Sie sich die Zeit, die Bereiche aufzuschreiben, mit denen Sie Probleme haben: Menschen, Arbeit, die Kinder, Sex, Fahrstühle, Beziehungen, Intimität, dunkle Räume, Essen, Stehlen, zwanghaftes Lügen, Alkohol etc. Ziel dieser Übung ist es, in Ihrem Leben weiterzugehen und die alten Muster und Strukturen bewusst zu stoppen. Haben Sie Angst vor großen Höhen, weil Sie jemand als Kind aus dem Fenster gehalten hat? Gut, dann schauen Sie in hohen Gebäuden durch die geschlossenen Fenster nach unten, bis

Ihre Angst verschwunden ist und Sie anfangen, sich für die winzigen Autos, die Menschen und die Ereignisse weit unter Ihnen zu interessieren. Lösen Fahrstühle oder dunkle Orte bei Ihnen Panik aus, weil Sie als Kind einmal in einen engen Kleiderschrank eingesperrt wurden? Dann fahren Sie mit überfüllten Fahrstühlen, bis die Angst vorübergeht und die Menschen, ihre Parfüms, ihre Kleidung, ihre Gesichter und ihre Körperformen Sie zu faszinieren beginnen. Auch wenn Sie sich alte Erinnerungen nicht mehr in Ihr Gedächtnis zurückrufen können und den ursprünglichen Grund für Ihre Angst und Ihre Wut vergessen haben, sollten Sie sich mit diesen Gefühlen konfrontieren.

Knöpfen Sie sich eine Angst vor und lassen Sie eine Meditation daraus werden, die Sie in ein bis zwei Tagen gemeistert haben. Tun Sie es einfach. Es wird Ihnen gut tun und Sie werden sich dabei wohl fühlen. Ich habe das geschafft und wenn es mir möglich war, dann schaffen Sie das auch. Mich hat man als Kind über den Rand eines Schiffes baumeln lassen, damit ich dem Mann, der mich sexuell missbrauchte, zu Willen war. Wenn Sie Ihren gefürchteten Gefühlen aus dem Weg gehen, verstecken Sie sich nur hinter den Rockzipfeln Ihrer Mutter und leben nicht wirklich.

Ich wünsche mir wirksame Instrumente an die Hand, die ich mit nach Hause nehmen und dort gebrauchen kann, damit die Angst vor dem Verlassenwerden, vor emotionalem Missbrauch, vor dem Verschlungenwerden mich nicht den Rest meines Lebens in mein Bett und auf meine Arbeit begleiten.

Passen Sie auf, dass Ihre Wut nicht in Bitterkeit und Groll umschlägt, denn dann sitzen Sie irgendwann da und grübeln die ganze Zeit über alles nach. Mit anderen Worten: Ihre Wut setzt sich in Ihrer Leber fest und dehnt sich dann auf den Bereich Milz-Pankreas aus. Diese negative, durch Ihre Wut erzeugte Energie wirkt sich auf Ihre Sexualität und den Zustand Ihres Immunsystems aus, denn auf der physischen Ebene ist die Milz für diese Bereiche zuständig. Und der Wall Ihrer Gefühle, den Sie nach außen zeigen, wird so dick sein, dass keiner sich in Ihre Nähe wagt. Hören Sie mit Ihren negativen Gefühlen auf, bevor sich diese als Krankheit aus Ihrem Körper schleichen.

Visualisierung und Meditation

Vor einigen Jahren begegnete mir ein Mann, der eine nützliche Visualisierungstechnik mit mir teilte, die ich an dieser Stelle auch Ihnen nicht vorenthalten möchte.

Damals war ich vierunddreißig, meine Scheidung lief gerade und ich litt nach einer vorhergehenden Operation an meinem linken Eierstock, bei der mir eine Zyste entfernt worden war, an einer Vielzahl von Beschwerden. Nachfolgende Untersuchungen ergaben, dass die Zyste wieder nachgewachsen war und mein Arzt meinte, an einer operativen Entfernung des Eierstocks und eventuell der Gebärmutter führe kein Weg vorbei. Mein rechter Eierstock war mir schon Jahre vorher entfernt worden. Bei diesen Aussichten wurde mein ganzer Körper empfindungslos.

An jenem Wochenende ging ich auf eine Party, um mich zu betrinken. In dem Haus meiner Freundin hatte ich die sichere Umgebung, die ich dazu brauchte. Ich wollte einfach meinen Kummer ertränken. Da meine Nieren ziemlich geschädigt waren, war Alkohol eigentlich tabu für mich und normalerweise richtete ich mich auch danach. In jener Nacht jedoch war mir das egal.

Auf dieser Party kam ich mit einem Mann ins Gespräch, mit dem ich mich die ganze Nacht angeregt unterhielt, wobei wir viele Gemeinsamkeiten entdeckten.

Im Laufe des Gesprächs kamen wir auch auf das Thema der drohenden Operationen zu sprechen und der Mann fragte mich, ob ich jemals mit Visualisationen gearbeitet hätte. Damals war mir diese Methode völlig unbekannt gewesen.

Daraufhin fragte mich der Fremde, ob ich einmal versucht hätte, mir vorzustellen, ich wäre von einem schützenden goldenen Licht umgeben. Ich hatte diese Technik einmal ausprobiert, schien aber nicht in der Lage zu sein, sie zu beherrschen. Ich bat immer Gott darum, mich in schützendes goldenes Licht zu hüllen, konnte mir das aber nie so vorstellen, dass ich es vor dem inneren Auge auch sah.

Der Mann fragte mich, ob ich zu irgendeinem kraftvollen Tier eine besondere Verbindung spürte. Zum Panther hatte ich tatsächlich immer schon eine besondere Beziehung gehabt, seit meinem dreizehnten Geburtstag hatte ich regelmäßig Träume, in denen dieses Tier vorkam. Der Fremde gab mir dann die folgende Meditationsanleitung.

„Gehen Sie nach Hause und nehmen Sie ein warmes Bad, in das Sie, Ihrem Körpergewicht entsprechend, vielleicht acht Pfund Epsom-Bittersalz geben[35]. Begeben Sie sich danach an einen warmen Ort, an dem Sie meditieren können und machen Sie es sich dort bequem. Schließen Sie die Augen und spüren Sie alle Teile Ihres Körpers. Beginnen Sie bei den Füßen und lassen dann Ihre Aufmerksamkeit durch den ganzen Körper bis zum Scheitel wandern. Fühlen Sie, wie der Atem in Sie hereinströmt und wieder aus Ihnen hinausfließt. Fühlen Sie Ihren Herzschlag. Spüren Sie die Entspannung im ganzen Körper. Wenn Sie irgendwo Schmerzen haben, fühlen Sie auch diese, verschmelzen Sie mit Ihnen, haben Sie keine Angst davor. Wenn Sie sich in einem entspannten Zustand befinden und sich wohl fühlen, stellen Sie sich vor, dass Ihr Panther ganz klein geworden ist und an der Stelle, an der die Zyste sitzt, in Ihren Körper gekommen ist. Der Panther wird die Zyste zerreißen, restlos auffressen und den ganzen Bereich sauber lecken und so von allem befreien, was nicht dorthin gehört."

Als ich wieder nach Hause kam, war bereits der Morgen angebrochen. Ich nahm ein Bad, zog mir meinen wollenen Pyjama an und kuschelte mich in mein Bett, um diese Meditation durchzuführen. Während der Visualisation hatte ich irgendwann das Gefühl, dass die ganze Situation völlig außer Kontrolle geraten war: Der Panther zerfetzte meine Zyste und den umliegenden Bereich mit einer solchen Wildheit, dass ich Angst bekam. Ich hatte die komische Vorstellung, beim Öffnen der Augen etwas zu sehen, das mir überhaupt nicht gefallen würde und hatte das Gefühl, selbst zerfetzt zu werden, so real war diese Visualisation für mich inzwischen geworden. Alles vollzog sich ohne mein Zutun wie ein Traum, der im Inneren meines Körpers stattfand, ohne dass ich noch irgendetwas kontrollieren konnte. Mein Herz klopfte wie wild vor Angst.

Als ich schließlich den Mut aufbrachte, meine Augen zu öffnen, war es dunkel geworden und ich sah überhaupt nichts. Ich umklammerte mein Becken, um es zusammenzuhalten, falls es wirklich zerfetzt worden war (was sich natürlich im Nachhinein lächerlich anhört, aber bei der Intensität meiner Empfindungen damals eine ganz natürliche Reaktion war), kletterte aus dem Bett und machte das Licht an. Es war einundzwanzig Uhr! Die Meditation hatte über zwölf Stunden gedauert! Mir war es wie eine oder höchstens zwei Stunden vorgekommen. Zu meiner großen Erleichterung war ich aber unversehrt geblieben.

Als ich mich am übernächsten Tag im Krankenhaus untersuchen ließ, wurde festgestellt, dass die Zyste im Verlauf des Wochenendes verschwunden war.

Ernährung und Fasten

Der Energiefluss in Ihrem Körper bedeutet nichts, wenn Ihr Körper schlecht ernährt wird! 1992 enthüllte ein Artikel im Magazin „Time" über Gesundheitsfürsorge, dass das National Institute of Health in den USA wegen der sich unaufhaltsam in die Höhe schraubenden Kosten des westlichen Gesundheitssystems (das sich vor allem durch teure Testverfahren, Medikamente und chirurgische Eingriffe auszeichnet) zwei Millionen Dollar seines vom Kongress bewilligten Budgets für die Erforschung alternativer und energetischer medizinischer Heilverfahren zur Verfügung stellte. Die Behörde wurde durch Berichte wie den von Dr. Dean Ornish von der kalifornischen Universität in San Francisco zu diesem Schritt bewogen, der aussagte, dass 1990 schätzungsweise die Hälfte aller Bypassoperationen, für die in jenem Jahr zwölf Milliarden Dollar aufgewendet worden waren, unnötig gewesen wären, wenn die Patienten ihre Ernährung geändert, mit dem Rauchen aufgehört und Entspannungsübungen gemacht hätten.

Um sich gut zu ernähren, müssen Sie ganz allgemein jeden Tag genügend Eiweiß, Faserstoffe, Kohlenhydrate und Fette zu sich nehmen. Nahrungsmittel, die einen hohen Anteil an Faserstoffen haben, sind Bohnen, Kartoffeln, Brokkoli, Spargel, Möhren, weiße Rüben, Auberginen, brauner Reis, Weizenflocken, Mais, Birnen und Blaubeeren. Eiweiß enthalten alle Fleisch- und Fischsorten (bei letzteren besonders Heringe und Sardinen), Milchprodukte, Eier, Bohnen und Tofu. Für Frauen in den Wechseljahren sind Milch, Käse, Jogurt, Okraschoten, Brokkoli, Nüsse, Bok Choy, Senfgemüse, Grünkohl, Austern, Sardinen und Lachs gute Kalziumquellen.

Die folgenden Ernährungsempfehlungen sind besonders für Frauen interessant, die Probleme mit den Nieren oder der Blase haben und werden auch denjenigen nutzen, die an Hefebakterien (Candida albicans) leiden, da viele der bei diesen Empfehlungen ausgeschlossenen Lebensmittel das Wachstum dieser Bakterien fördern. Ein Befall mit diesen Bakterien erfolgt häufig nach der Einnahme von Antibiotika, die ja nicht nur die schädlichen, sondern auch die nützlichen Bakterien abtöten, was bei Frauen meistens im Vaginalbereich zu Beschwerden führt. Einige Frauen sind aus unbekannten Gründen ihr ganzes Leben lang besonders anfällig für solche Bakterien. Ich selbst habe mich über Jahre hinweg an diese Ernährungsregeln gehalten, um meine Probleme mit Nierensteinen in den Griff zu bekommen. Genügend Wasser zu trinken ist ebenfalls von großer Bedeutung, wobei jede Frau selbst beurteilen muss, welche Menge für sie optimal ist. Generell sind vier bis acht 0,2-l-Gläser am Tag ein gutes Maß.

Nahrungsmittel, auf die Sie verzichten sollten:

Zucker, Honig, Ahornsirup, Melasse, minderwertige Nahrung (zum Beispiel: Pommes frites, Käsenudeln, die meisten Fertiggerichte und Fast-Food-Produkte), Limonade, Apfelwein, Apfel-, Trauben- und Tomatensaft, Speiseeis, Tee und Kaffee, Wein, Alkohol, Bier, Mineralwasser, Erdnüsse, Erdnussbutter, Ananas, Schokolade, Kakao, Spinat, Rote Bete, Rhabarber, Käse, Milch, Essig, saure Sahne, Pilze, Malzprodukte, Trockenfrüchte aus handelsüblicher Herstellung, Hefebrote und Hefegebäck, Schweinefleisch, Lammfleisch, rotes Fleisch, Gebratenes. Meiden Sie auch künstliche Süßstoffe, da es sich dabei um im Labor erzeugte, künstliche Stoffe handelt und Saccharin beispielsweise bei

Laborratten, die das Pech hatten, mit großen Dosierungen dieses Süßstoffs gefüttert zu werden, mit dem Auftreten von Blasenkrebs in Verbindung gebracht werden konnte. Lernen Sie wieder, den richtigen Geschmack Ihrer Nahrungsmittel zu genießen, ohne ihn mit Süßstoffen zu verändern; auf diese Weise werden Sie auch Ihre Beschwerden vor dem Einsetzen der Menstruation (PMS) vermindern können.

Einer der Gründe, warum es so wichtig ist, auf Zucker zu verzichten, liegt darin, dass Candida-Bakterien auf Zucker optimal gedeihen. Aus den von Gaston Naessens aus Kanada zusammengestellten Informationen wird außerdem ersichtlich, dass „Tumorzellen die durch die Zerlegung von Kohlehydraten produzierte Energie für die Synthese von Zellproteinen in stärkerem Ausmaß nutzen als normale Zellen."[36] Mit einfachen Worten ausgedrückt, stürzen sich Krebszellen auf Zucker und gewinnen daraus ungeheure Mengen an Energie, die sie dazu nutzen, sich wie verrückt zu vermehren.

NAHRUNGSMITTEL, DIE ERLAUBT SIND:
Einmal in der Woche Geflügel und Fisch (100 Gramm pro Portion, maximal 300 Gramm in der Woche). Wenn ich überhaupt etwas brate, benutze ich dazu nur sehr hochwertige Öle, beispielsweise Oliven-, Erdnuss- oder Sonnenblumenöl. Ich esse Bananen, Birnen, Äpfel, Eier (drei pro Woche), Reis (braunen Reis oder Naturreis; bei abgepackten und bereits irgendwelchen Prozeduren unterzogenen Reissorten sind die meisten Nährstoffe verloren gegangen), ferner Mais und Maisprodukte, Buchweizen, Haferschleim, jede Form von Bohnen, Jogurt, alle Gemüse bis auf die oben aufgeführten. Heutzutage esse ich allerdings kaum noch Fisch oder andere Meerestiere und insbesondere keine Schalentiere, die sich auf dem Meeresgrund ernähren. Wer will bei der wachsenden Verschmutzung der Ozeane noch wissen, ob der Fisch aus einem Gebiet kommt, in dem das Wasser nicht mit Giftstoffen belastet ist? Ich empfehle auch, jeden Tag rohen Knoblauch zu essen oder Knoblauchpillen zu nehmen und dem Körper zusätzliche Vitamine zuzuführen, ferner Gelee Royale in 300-mg-Kapseln. Gelee Royale ist zwar ziemlich teuer, hat sich aber beispielsweise während der Schwangerschaft als sehr wirksames Mittel gegen Übelkeit am Morgen erwiesen.

Die folgenden Vitamine und Mineralstoffe sind für jede Frau wichtig, die Probleme im Vaginalbereich hat, insbesondere bei Candida-Befall. Dem Körper zusätzliche Mengen dieser Stoffe zuzuführen, wird von vielen Seiten empfohlen, unter anderem von Bob Flaws in dem erwähnten Buch über Gebärmutterhalsdysplasien. Die von ihm empfohlenen Dosierungen liegen über denen, die allgemein als Tagesbedarf angegeben werden, Sie sollten sich daher mit Ihrem Arzt über die bei Ihnen angemessene Dosierung verständigen. Empfohlen werden die Vitamine A, B6, B12, C, E, Folsäure, Zinkpicolinat und Selen.

Pau D'Arco-Tee aus dem Amazonasgebiet steht in dem Ruf, sowohl bei der Krebsbehandlung als auch gegen Candidabefall von Nutzen zu sein.

Wenn Sie unter Blähungen leiden und Ihre Symptome sich während des Fastens verschlimmern, könnte es sein, dass Hefebakterien, die Ihren Darm befallen haben, absterben und dabei Gase und Giftstoffe freigeben, die in Ihre Blutbahn aufgenommen werden. Viel Wasser zu trinken ist in jedem Falle wichtig, da das Wasser Ihren Körper durchspült und das Gewebe reinigt. Sollten Sie Probleme mit Candida-Bakterien haben, können vielleicht die Einnahme von Milchsäurebakterien enthaltenden Präparaten, entsprechende Klistiere und Scheidenspülungen helfen.

Viele Frauen, die an der Scheide mit Hefebakterien infiziert wurden, werden in ihrem Darm gleichzeitig von Amöben oder Giardia lamblia befallen. Beides sind mikroskopisch kleine Parasiten, die durch verschmutztes Wasser, ungenügend gewaschene Nahrung oder ungewaschene Hände bei der Person, die die Mahlzeiten zubereitet, übertragen werden. Das Vorhandensein dieser Organismen verursacht Blähungen, Durchfall im Wechsel mit Verstopfung, nur Durchfall, Lebensmittelallergien, chronische Müdigkeit oder dumpfe, aber auch äußerst heftige Unterleibsschmerzen.

Der Grund dafür, dass die Symptome eines Befalls mit Giardia so verwirrend sind, liegt an der Lebensweise und dem Lebenszyklus dieser Organismen. Sie leben in Dünn- und Dickdarm und ernähren sich dort von allem, was sie verwerten können. Während sie ihre Nahrung verdauen, geben sie Gase ab; sie furzen sozusagen. Das hat bei Ihnen Blähungen und Unterleibsschmerzen zur Folge. Der Befall ruft besonders starke Schmerzen hervor, wenn große Mengen dieser Organismen absterben und dabei gasförmige Ausdünstungen frei werden und gleichzeitig eine neue Generation entstanden ist, die sich mit Heißhunger über alle verfügbaren Nährstoffe hermacht. Natürliche Antibiotika wie Knoblauch und Zwiebeln können diesen Organismen den Garaus machen. Manchmal sind wiederholte Stuhluntersuchungen nötig, um die kleinen, vieräugigen Monster zu identifizieren. Giardia lamblia kann jahrelang im Körper sein, ohne irgendwelche Symptome hervorzurufen.

Artemisia annua und Artemisia absinthium (Wermut) sind ebenfalls gute Mittel gegen Parasiten, auch Kürbiskerne, Betelnüsse, Gelbwurz und Zitruskernextrakt helfen gegen Würmer und alle möglichen Parasiten.

Wenn Sie zu Blaseninfektionen oder Blasenreizung neigen — was sich durch ein Brennen während und nach dem Harnlassen oder durch das Gefühl bemerkbar macht, Sie „müssten" immer noch, obwohl Sie erst kurz vorher auf der Toilette waren –, sollten Sie mehrere Gläser Wasser (kein Mineralwasser) und Preiselbeerensaft trinken. Ungesüßter Preiselbeerensaft verringert den Säuregrad des Urins. Doch seien Sie vorsichtig, denn trinken Sie zu viel davon, kann das zu Anämie führen, weil die alkalischen Eigenschaften des Saftes die Aufnahme von Eisen durch das Blut hemmen. An der Harvard Medical School wurde 1991 eine Untersuchung zu Preiselbeerensaft durchgeführt, die zu dem Ergebnis kam, dass der Saft „chemische Verbindungen enthält, die Mikroben, die Infektionen der Harnwege hervorrufen, daran hindern, sich an der Blasenwand festzusetzen."[37] Wenn wir die durch Blaseninfektionen entzündeten Stellen im Genitalbereich mit reinem, natürlichem ätherischen Lavendelöl einreiben, hat das eine lindernde Wirkung. Das ätherische Öl muss dazu verdünnt werden, am besten in Mandelöl. Ich nehme dazu etwa zehn bis fünfzehn Tropfen Lavendelöl auf 30 ccm Mandelöl.

Vergessen Sie allerdings nicht, Ihren Arzt aufzusuchen, wenn die Symptome länger als nur ein paar Tage anhalten. Die Angst vor dem Ergebnis einer ärztlichen Untersuchung hat noch nie eine Krankheit zum Verschwinden gebracht.

Vor vielen Jahren gab mir Dr. Harry Quigley vom Johns Hopkins Hospital in Baltimore einmal den Rat: „Wenn Sie gesund bleiben wollen, dann essen Sie einfache Kost: Getreide, Gemüse, Bohnen." Der Rat war sehr gut.

Fasten

Viele Kulturen auf der ganzen Welt glauben seit vielen Jahrhunderten an die wohltätigen Wirkungen des Fastens. Fasten bedeutet dabei, mindestens an einem Tag nur Wasser zu trinken. Durch Fasten geben wir dem gesamten Körper eine Gelegenheit, sich auszuruhen; häufig wird das Fasten mit einem Gebetstag verknüpft. Besonders das Herz wird durch Fasten ungeheuer entlastet, denn es muss bei jedem Verdauungsprozess viel leisten, weil es dann zusätzliches Blut in die Magenmuskeln pumpt. Für das Herz bedeutet ein Spaziergang von vielleicht anderthalb Kilometern Länge die gleiche Anstrengung wie das Verdauen einer großen Mahlzeit.

Beim Fasten nehmen wir keine feste Nahrung, sondern lediglich Wasser zu uns. Dadurch beginnt das gesamte Verdauungssystem damit, die über Jahre hinweg in uns angesammelten Ablagerungen auszuscheiden. Giftstoffe, Pestizide und Drogenrückstände werden dabei freigesetzt und gelangen aus dem Darmtrakt und den Körpergeweben in die Blutbahn, was zu Kopfschmerzen, Fieber und Schmerzen in Muskeln und Gelenken führen kann. Fasten hat sich bei hohem Blutdruck, bei Allergien und Herzkrankheiten, Arthritis, Depressionen, allen entzündlichen Krankheiten und sogar bei Schizophrenie als hilfreich erwiesen.

Bevor ich mit dem eigentlichen Fasten beginne und nur Wasser zu mir nehme, bereite ich mich darauf vor, indem ich fünf Tage lang einen äußerst nahrhaften Gemüsesaft trinke. Wie ich herausfand, haben dann zu Beginn des Fastens die meisten Giftstoffe den Körper bereits verlassen.

Bei der Wahl der Gemüse zu meinem folgenden Rezept für diesen Saft sollten Sie darauf achten, nur organisch angebaute Ware zu nehmen, das Gemüse gut zu waschen und gründlich zu putzen. Die unten stehenden Mengen ergeben etwa 2,2 Liter Saft; für zwei Personen wird das zwei Tage reichen.

FASTENSAFT
4 reife Avocados
4 reife, große Tomaten
2 Bund Möhren
2 Bund Sellerie
1 Bund Petersilie
1 Knoblauchzwiebel
3 große Zitronen

Gelegentlich können auch hinzugefügt werden:
4 große Rote Bete

Bereiten Sie Ihren Saft mit dem Entsafter zu und benutzen Sie bei den Avocados einen Mixer. Sobald Sie aus den Möhren, dem Sellerie und den Zitronen genügend Saft gewonnen haben, geben Sie ihn in den Mixer zu den Avocados hinzu und vermischen das Ganze. Auf diese Weise verstopft der Entsafter nicht so leicht, denn die Avocadomischung ist ziemlich dickflüssig und bringt mein Gerät sonst schnell zum Überlaufen. Bei Ihrem Gerät ist das ja vielleicht anders. Dieser Fastensaft enthält eine große Menge an Vitaminen und Mineralstoffen und ist ausgesprochen nahrhaft, auch wenn Sie nicht fasten. An Tagen, an denen Sie sich schlapp fühlen oder wenn Sie in einer Stadt mit sehr schlechter Luft unterwegs waren, in der Sie mit vielen Krankheitserregern und Schadstoffen in Berührung kamen, bringt Sie dieses Getränk wieder schnell zu Kräften.

Häufig mache ich mir Saft für acht kleine Gläser auf einmal. Dazu nehme ich entsprechend weniger Zutaten, also eine Zitrone, eine Avocado, sechs große Möhren, achtzehn große Selleriestangen, eine große Tomate, eine halbe Knoblauchzwiebel und einen halben Bund Petersilie.

Um dafür zu sorgen, dass ich meine giftigen Ablagerungen auch kontinuierlich ausscheide, nehme ich in der Zeit vor dem Fasten, in der ich die Gemüsesäfte trinke, zweimal täglich einen Teelöffel kalt gepresstes Olivenöl zu mir. Auch Abführtees, die in jedem Naturkostladen oder Reformhaus zu bekommen sind, können hilfreich sein. Nehmen Sie aber während des Fastens keine Abführmittel.

Vor dem Fasten nehme ich mindestens fünf Tage lang nur meinen Gemüsesaft, Wasser (kein Mineralwasser) und Zitronensaft zu mir. Abends vor dem Schlafengehen trinke ich Kamillentee.

Während des Fastens mache ich mir außerdem Einläufe und führe Darmspülungen durch. Mit den Einläufen reinige ich den Mastdarm mit Wasser, mit der Darmspülung erreiche ich auch tiefer liegendere Teile des Verdauungssystems und reinige den Dickdarm, wodurch auch Ablagerungen entfernt werden, die vielleicht schon seit vielen Jahren an den Darmwänden kleben.

Darmspülungen sind eine sanfte und wohltuende Methode der Reinigung und Sie fühlen sich danach einfach großartig. Sie bereiten auch überhaupt keine Unannehmlichkeiten. Ich empfehle, die Darmspülungen mit der Einnahme eines Präparates mit Milchsäure bildenden Bakterien (Lactobacillus acidophilus) zu unterstützen, um die Wiederherstellung einer natürlichen, gesunden Darmflora zu fördern. Diese Milchsäurebakterien lassen sich auch in den unteren Darmbereich bringen, indem Sie eine Kapsel öffnen und das Pulver in dem Wasser auflösen, das Sie für den Einlauf benutzen. Verwenden Sie gefiltertes, destilliertes oder gereinigtes Wasser für Ihre Einläufe und Darmspülungen, damit Sie sich nicht auf diesem Wege mit Darmparasiten wie Giardia infizieren.[38]

Am Ende der fünf Tage, an denen ich Gemüsesaft getrunken, aber keine feste Nahrung zu mir genommen habe, gehe ich für weitere fünf Tage auf Wasser mit etwas Zitronensaft über (einen Teelöffel pro Glas). Danach folgen wieder drei Tage Gemüsesaft und dann drei weitere Tage, an denen ich nur einfache Salate und Reis esse. Im Zusammenhang mit dem Fasten benutze ich immer in Flaschen abgefülltes Wasser ohne Kohlensäure (kein Mineralwasser), beim Reis nehme ich möglichst vitaminreiche und mineralstoffhaltige, naturbelassene Sorten.

Während der reinigenden Fastentage, an denen ich nur Wasser zu mir nehme, habe ich einen hohen Energiepegel. Mein Denken ist klar und ich fühle mich spirituell wie erneuert. Meine Morgenmeditationen sind tiefer, Yoga geht ganz mühelos. Nach dem Beenden des Fastens ist es sehr wichtig, zunächst drei Tage lang nur einfache Salate, Reis und Jogurt zu essen, bevor Sie behutsam zu Ihrer üblichen Ernährung übergehen. Gewöhnlich faste ich auf diese Weise einmal im Frühling und einmal im Herbst, manchmal auch öfter.

Wenn Sie am Ende Ihrer Fastenzeit ohne Übergang eine normale, schwere, reichhaltige Mahlzeit zu sich nehmen, können Sie sehr krank werden. Ich habe diesen Fehler selbst einmal gemacht und nach zehn Fastentagen einen riesigen Teller mit einem Nudelgericht mit Käse, Zwiebeln, Pilzen, Tomaten, Sojabohnen und einem Salat gegessen. Daraufhin bekam ich starkes Fieber, fiel fast in ein Koma und fühlte mich am nächsten Morgen völlig gerädert. Etliche Tage war ich noch todkrank und brauchte eine weitere Fastenkur, um mich endgültig von dieser unbedachten Mahlzeit zu erholen. Begehen Sie nicht den gleichen Fehler!

Bevor Sie zu fasten beginnen oder radikale Veränderungen Ihres Speiseplanes vornehmen, gehen Sie bitte zu Ihrem Hausarzt und stimmen Sie Ihr Vorhaben mit ihm ab. Beim Fasten ist die Gesamtatmosphäre wichtig. Sorgen Sie dafür, dass Sie in dieser Zeit keinem Stress ausgesetzt sind, meditieren Sie jeden Tag, unterziehen Sie sich keinen anstrengenden Trainingsprogrammen. Fasten ist eine Zeit der Entspannung und der körperlichen Erneuerung.

Der Nährstoffgehalt des Fastensaftes

In der folgenden Übersicht finden Sie einen Überblick über den Nährstoffgehalt der Nahrungsmittel, die mir zu wertvollen Helfern geworden sind, insbesondere, wenn ich zu viel gereist bin, zu häufig in Restaurants gegessen oder zu oft bis in die späte Nacht hinein gearbeitet habe und dadurch erschöpft bin. Das Rezept zu meinem Fastensaft entwickelte sich über viele Jahre hinweg, in denen ich immer wieder mit neuen Mixturen herumexperimentierte, und war mehr als einmal meine Rettung.

KNOBLAUCH ist gut gegen Würmer, hilft bei Hautproblemen, da er die Haut reinigt, stärkt die Abwehr gegen Husten und Erkältungen und senkt den Blutdruck.

Eine an der kalifornischen Universität in Irvine, dem Sloane Kettering Krebszentrum in New York und dem Nutrition International in Irvine durchgeführte Untersuchung ergab, dass Knoblauchextrakt das Wachstum von Krebszellen bei Brustkrebs um fünfzig Prozent verlangsamte und dass zwei oder drei Knoblauchzehen am Tag das Krebsrisiko (für alle Krebsarten) um zehn bis einhundert Prozent senken konnten. Geruchslose Knoblauchpräparate gibt es in jedem Reformhaus.

Wenn Sie den Gemüsesäften, die Sie vor dem Fasten zu sich nehmen, frischen Knoblauch hinzufügen, hat das eine blutreinigende Wirkung. Knoblauch ist ein „natürliches Antibiotikum" und enthält Schwefel, die Vitamine C, B1, B2, E und K, sowie Kalzium, Kupfer, Magnesium, Kalium, Phosphor, Selen, Zink und achtzehn Aminosäuren. Er hilft dabei, bakterielle Stoffe zu beseitigen, die aus dem Darm in die Blutbahn gelangen, hat eine keimtötende und diuretische (harntreibende) Wirkung. Letztere befreit den Körper von überschüssigem Wasser, hat dadurch eine reinigende Wirkung auf die Zellen und unterstützt den Abbau überflüssigen Fetts.

Wenn Sie rohen Knoblauch in Ihren Saft geben, wird es auch nicht mehr zu den unangenehmen Reaktionen Ihres Körpers auf die freigesetzten Giftstoffe kommen, von denen weiter oben bereits die Rede war. Sobald der Knoblauch Ihr Blut von diesen Giftstoffen gereinigt hat, wird auch Ihre Haut nicht mehr nach Knoblauch riechen. Da anstrengende Körperübungen die Giftstoffe in die Muskeln treiben und so Schmerzen und Krämpfe verursachen, sollten Sie während des Fastens von solchen Übungen absehen.

MÖHREN sind reich an Kalium und Beta-Karotin, das vom Körper in Vitamin A umgewandelt und in der Leber gespeichert wird. Möhren enthalten darüber hinaus die Vitamine B1, B2, B6, vier weitere B-Vitamine, nämlich Biotin, Niacin (B3), Pantothensäure (B5) und Folsäure. Kalzium, Kupfer, Eisen, Magnesium, Mangan, Phosphor, Selen, Zink und achtzehn Aminosäuren sind ebenfalls in Möhren zu finden. Dieses Gemüse ist auch reich an Faserstoffen und hilft, den Cholesteringehalt im Blut zu senken. Vitamin A kann überdosiert werden, da es nicht wie die anderen Vitamine über den Urin ausgeschieden, sondern in der Leber gespeichert wird. Sollten Sie die entsprechenden Symptome bekommen (Durchfall, trockene Haut, Hautjucken, Übelkeit, Kopfschmerzen, Schleiersehen, Schmerzen in den Knochen, Entzündungen im Mund und an den Lippen) wird eine hinreichende Menge an Vitamin C diese toxischen Wirkungen beseitigen helfen.[39] Die Vitamin-B-Gruppe ist besonders komplex, da alle B-Vitamine aufeinander einwirken, einige von ihnen nicht ohne das Vorhandensein eines anderen vom Körper aufgenommen werden können und zu hohe Dosierungen eines B-Vitamins in der Lage sind, andere Vitamine dieser Gruppe zu zerstören. B-Vitamine werden durch die Pille, schwefelhaltige Präparate, Schlafmittel, Östrogenpräparate, das Koffein in Tee und Kaffee, Alkohol, hohe Dosierungen an Zucker und Stärke, Essig und Abführmittel zerstört. Rohes Eiweiß unterbindet die Absorption von Biotin. Wenn Sie also gern rohe Eier in Ihre Gesundheitsgetränke mischen, sollten Sie nur das Eigelb verwenden.

SELLERIE enthält viel Vitamin A und K, Kalzium, Magnesium und Kalium, ferner die Vitamine B1, B2, B6, C und E, Kupfer, Eisen, Mangan, Phosphor, Selen, Zink und alle Aminosäuren. Sellerie hat eine diuretische Wirkung, senkt den Blutdruck und unterstützt die Beseitigung von Fettablagerungen.

TOMATEN enthalten ein bestimmtes Karotin, das so genannte Lykopen, das nachweislich das Wachstum von Krebszellen eindämmt. Tomaten enthalten viel Vitamin A und C sowie Kalium, ferner die Vitamine B1, B2, B6 und E, Biotin, Niacin, Pantothensäure, Folsäure, Kalzium, Kupfer, Eisen, Magnesium, Mangan, Phosphor, Selen, Zink und alle Aminosäuren.

AVOCADOS sind eine hervorragende Vitaminquelle (A, B1, B2, B6, C, E und K, Niacin, Pantothensäure und Folsäure), enthalten viel Kalzium, Kupfer, Eisen, Mangan und Zink sowie Kalium, Phosphor und Magnesium und alle Aminosäuren. Sie sind reich an Proteinen und Faserstoffen und auch an ungesättigten Fettsäuren, die für die Aufnahme der Vitamine A, D, E und K in den Körper und die Umwandlung von Karotin in Vitamin A erforderlich sind. Ungesättigte Fettsäuren sind für das Wachstum der Haut, der Nerven, für das Blut und die Arterien unerlässlich, sie unterstützen den Cholesterinabbau und -transport, was dem Gehirn, dem Blut, dem Nervensystem und der Leber zugute kommt. Diese Fettsäuren verstärken auch die Produktion des Adrenalins, des Geschlechtshormons und der Gallenflüssigkeit. Zu wenig von diesen Fetten in der Nahrung führt zu trockener, faltiger, schuppiger Haut und zu „zusammengeklebten" und in ihrer Bewegungsfähigkeit eingeschränkten Blutzellen.

PETERSILIE ist viel mehr als eine Garnierung! Petersilie ist reich an Vitamin A und C, Kalium und Kalzium, enthält die Vitamine B1, B2, B6, E und K, Biotin, Niacin, Pantothensäure und Folsäure, Kupfer, Eisen, Magnesium, Mangan, Zink, Phosphor und drei wesentliche Aminosäuren. Rohe Petersilie zu essen, sorgt für frischen Atem und beseitigt den Geschmack von Knoblauch oder Zwiebeln im Mund.

ROTE BETE hat die wunderbare Wirkung, Fettablagerungen aus Leber, Gallenblase, Nieren und den Blutzellen zu entfernen, ferner aus den Fettzellen, die das Auftreten von Zellulitis begünstigen. Durch ihren Chlorgehalt regen sie die Aktivität des Lymphsystems an. Rote Bete (aus denen wir auch Saft machen können) sind reich an Vitamin A und K und enthalten darüber hinaus die Vitamine B1, B2, B6, C und E, Niacin, Pantothensäure, Folsäure, Kalzium, Kupfer, Eisen, Magnesium, Mangan, Phosphor, Zink und alle Aminosäuren.[40]

ZITRONEN enthalten reichlich Kalium, ferner die Vitamine C und K sowie kleine Mengen der Vitamine B1, B2, B6, Niacin, Pantothensäure, Folsäure und Kalzium, Kupfer, Eisen, Magnesium, Mangan und Phosphor. Sie haben eine adstringierende (zusammenziehende) und blutreinigende Wirkung.

Alle Zutaten zu dem oben erwähnten Saft enthalten natürliche Salze, die ganz allgemein für einen guten Gesundheitszustand und die Blutregulierung notwendig sind. Zusammen mit Kalium sorgt Natrium im Gewebe für das richtige Gleichgewicht an Säuren, Basen und Wasser. Zusammen mit dem in der Roten Bete vorhandenen Chlor stärkt Natrium auch das Lymphsystem.

Fußnoten

1. Bill Moyers: Healing and the Mind. Doubleday, New York, 1993, S. 319. (dtsch.: Die Kunst des Heilens. Goldmann, München, 1996)

2. R. L. Wing: *The Tao of Power*. Doubleday, New York, 1986, S. 9. (dtsch.: Der Weg und die Kraft. Droemer Knaur, München, 1996)

3. Jolan Chang: *The Tao of Love and Sex*. Viking Penguin, New York, 1977. (dtsch.: Das Tao der Liebe. Rowohlt, Reinbek bei Hamburg, 1978)

4. Thomas Cleary: *Immortal Sisters: Secrets of Taoist Women*. Shambhala, Boston, 1989, S. 1.

5. Jolan Chang: *The Tao of Love and Sex*.

6. Jolan Chang: *The Tao of Love and Sex*, S. 30, 32.

7. R. L. Wing: *The Tao of Power*, Hexagramm Nummer 12.

8. Thomas Cleary: *Immortal Sisters*, S. 63.

9. *Immortal Sisters*, S. 2.

10. Kuko Matsumoto und Stephen Birch: *Five Elements and Ten Stems*. Paradigm Publications, Brookline, MA, 1983, S. 63.

11. *Encyclopedia Britannica* Band 17, S. 437, 1991.

12. Stephen T. Chang: *The Great Tao*. Tao Publishing, San Francisco, 1992[4], S. 19. (dtsch.: Das Tao der Sexualität. Goldmann, München, 1997)

13. Daniel P. Reid: *Chinese Herbal Medicine*. Shambhala Publications, Boston, 1993, S. 10. (dtsch.: Chinesische Heilkunde. Stuttgart, Trias, 1995)

14. Der Perikard-Meridian entspricht dem Kreislauf-Sexualität-Meridian. [Anm. d. Üb.]

15. Manchmal wird das Lenkergefäß auch Gouverneurgefäß genannt. [Anm. d. Üb.]

16. John O'Connor und Dan Bensky, Shanghai College of Traditional Medicine: *Acupuncture: A Comprehensive Text*. Eastland Press, Seattle, 1988[6], S. 82.

17. Die fünf Jahreszeiten sind Spätsommer (Altweibersommer), Herbst, Winter, Frühling und Sommer.

18 Der englische Text differenziert nicht durchgängig zwischen Organen und Meridianen. Im Folgenden bezeichnen die Begriffe für die den Meridianen zugeordneten Organe sowohl die Organe selbst als auch den Energiefluss oder Meridian, der mit diesem Organ verbunden ist. Sollte nur der Meridian gemeint sein, wird dieser auch als solcher bezeichnet. „Blase" ist also gleichbedeutend mit „Blasenmeridian", bezeichnet aber auch das Hauptorgan für diesen Meridian. Letzlich entsprechen die geschilderten (überwiegend energetischen) Wechselbeziehungen auf der Ebene der Organe auch denen auf der Ebene der Meridiane. [Anm. d. Üb.]

19 In der Literatur sind auch noch andere Bezeichnungen für diese Zyklen gebräuchlich. Der Zyklus des Entstehens wird auch Zyklus des Aufbaus, Zyklus der Förderung oder Sheng-Zyklus genannt; der Zyklus der Zerstörung heißt auch Zyklus des Abbaus, Zyklus der Hemmung, Zyklus der Auflehnung, Zyklus der Unterdrückung oder Ke-Zyklus; der Zyklus der Kontrolle wird auch als Ko-Zyklus bezeichnet. [Anm. d. Üb.]

20 Daniel P. Reid: *Chinese Herbal Medicine*. Shambhala Publications, Boston, 1993, S. 34. (dtsch.: *Chinesische Heilkunde*. Stuttgart, Trias, 1995)

21 Denise Foley und Eileen Nechas: *Women's Encyclopedia of Health and Emotional Healing*. Rodale Press, Emmaus, PA, 1993, S. 384.

22 Vor der ersten Regelblutung sollten die verbotenen Schwangerschaftspunkte bei jungen Mädchen nicht massiert werden. Ihre Körper entwickeln sich noch in ihrem eigenen Tempo und in diese Entwicklung sollte nicht eingegriffen werden.

23 John O'Connor und Dan Bensky, Shanghai College of Traditional Medicine: *Acupuncture: A Comprehensive Text*. Eastland Press, Seattle, 1988^6, S. 678.

24 Thomas Cleary: *Immortal Sisters: Secrets of Taoist Women*. Shambhala, Boston, 1989, S. 83.

25 Denise Foley und Eileen Nechas: *Women's Encyclopedia of Health and Emotional Healing*. Rodale Press, Emmaus, PA, 1993, S. 130 – 132, 137, 162, 427.

26 Bob Flaws: *Cervical Dysplasia & Prostate Cancer: HPV, A Hidden Link?* Blue Poppy Press, Boulder, CO, 1990, S. 177.

27 *Women's Encyclopedia of Health and Emotional Healing*. S. 164 – 167.

28 ibid., S. 440 – 441.

29 Aus der amerikanischen Produktinformation in der Direktwerbung für Konsumenten für „Habitrol" von Basel Pharmaceuticals, zu Ciba-Geigy gehörend, Summit, NJ, C92-I (Rev 2/92).

30 Aus der amerikanischen Produktinformation in der Direktwerbung für Konsumenten für das „Norplant System" von Wyeth-Ayerst Laboratories, Philadelphia, © 1993, auf der Grundlage des Current Norplant Patient Labeling PI 4069-I vom 10. Dezember 1990.

31 T. J. Barnett: „Genital Warts – A Venereal Disease". In: American Medical Association Journal, Band 154, 1954, S. 333 f.

32 Bob Flaws: Cervical Dysplasia & Prostate Cancer. HPV, A Hidden Link? Blue Poppy Press, Boulder, CO, 1990.

33 Shealy Institute, 1328 East Evergreen, Springfield, Missouri 65803.

34 Denise Foley und Eileen Nechas: Women's Encyclopedia of Health and Emotional Healing. Rodale Press, Emmaus, PA, 1993, S. 14.

35 Achtung! Schwangere, Menschen mit Herzproblemen, hohem Blutdruck oder Diabetes sollten keine heißen Bäder nehmen, wenn sie diese Meditation durchführen wollen. Wer heiße Bäder überhaupt nicht gewöhnt ist, dem kann dabei leicht schwindelig werden.

36 Aus einer von Gaston Naessens veröffentlichten Broschüre über die Behandlung von Krebs.

37 *American Health*, Juni 1994, S. 10.

38 Die natürlichen Funktionen eines normalen, gesunden Verdauungssystems können durch eine zu häufige Verwendung von Einläufen beeinträchtigt werden.

39 Zitiert in Bob Flaws: *Cervical Dysplasia & Prostate Cancer*. Blue Poppy Press, Boulder, CO, 1990.

40 Während des Fastens verwende ich Rote Bete nur sehr sparsam, weil sie bei Nierensteinen zu den zu meidenden Nahrungsmitteln gehören.

Register

Die Seitenzahlen der Abbildungen der verbotenen Schwangerschaftspunkte sind fett gedruckt.

Adrenalinmangel 134
Agoraphobie 134
Aids 124 ff.
Akne 134
Akupressurpunkte zur Selbstbehandlung 133 ff.
Albträume 134
Alkohol 115
Allergien 134
Amöben 179
Angst 48
Angstzustände 134
Anorexie 96, 108
Anwendung der Punkte 72 ff., 128 ff.
Anwendungsbereiche 96 ff.
Apathie 135
Aurikulotherapie (Ohr-Akupressur) 163 ff.
Avocado 184

Bauchspeicheldrüse 135
Beschwerden von A bis Z 128 ff.
Bienenstiche 135
Blase 56 f.
 – Ernährung 177 ff.
 – Infektionen 179
Brust
 – Schmerzen 135
 – Verhärtungen 135
Bulimie 96, 108 f.

Candida albicans
 – Ernährung 177 ff.
Chinesische Medizin, Grundlagen 16 ff.
Chlamydien 122
Co-Abhängigkeit 106

Darmspülung 182
Depressionen 96, 98 ff.
Dickdarm 50, 55 f.
Dickdarmmeridian 28, **78**
Disharmonie
 – Körper und Seele 96 ff.
 – mit dem Partner 136
Dreifacher Erwärmer 33, 59 f., **80**
Drogen 117 f.
Dünndarm 59 f.
Dünndarmmeridian 32, **79**

Eierstöcke 136
Endometriose 97
Energie
 – Jing-Energie 35
 – Shen-Energie 35
Energiefluss 25 ff., 35,
 – 24-Stunden-Rhythmus 41 ff.
Energiemangel 137
Energiemaximum 42 ff.
Energieminimum 42 ff.
Energieschübe beim Joggen 137
Epstein-Barr-Virus (EBV) 122
Erde 39 f.
Erkältungen 137, 139
Ernährung 176 ff.
Erschöpfung 137
Ess-Störungen 108 f.

Familienverhältnisse, gestörte 105
Farbtherapie 167 ff.
Fasten 176 ff., 180 ff.
Fastensaft 181
– Nährstoffgehalt 183
Feigwarzen (Kondylome) 121
Feuer 40
Freude 49
Fruchtbarkeit, Steigerung der 137
Fünf-Elemente-Lehre 35 ff.
– Diagnose von Krankheiten 54 ff.
– traditionelle Zuordnung 35 ff.

Gallenblase 50, 57 f.
Gallenblasenmeridian 32, **79**, **82**
Gebärmutterhalskrebs 96, 121 ff.
Geburt 138
Geburtenkontrolle 70, 71, 86 ff.
Gedächtnisschwäche 138
Gefühle und Körper 47 ff.
Geistesabwesenheit 138
Geschlechtskrankheiten 121 ff.
Gesetzmäßigkeiten, Krankheitsabfolge 153 ff.
Giardia lamblia 179
Gleichgültigkeit 138
Gonorrhö (Tripper) 121
Grippe 137, 138, 139

Haarausfall 138
Hämorriden 64
Harnblasenmeridian 30
Hepatitis B 123 ff.
Herpes 124
Herz 53, 59 f., 117
Herzklopfen 138
Herzmeridian 32
Ho-Ku-Punkt 96, 100
Holz 40

Hungerpunkt 166
Husten 139
Hysterie 139

Immunsystem, Stärkung des 139
innere Unruhe 48
Intuition 159 ff.

Jetlag 46

Kater 139
Klimakterium, Beschwerden 139
Klaustrophobie 139
Knieschmerzen 139
Knoblauch 183
Knochen, brüchige 140
Kondylome (Feigwarzen) 121
Kontrolle 48
Kontrollpunkte 26, 132
Konzeptionsgefäß 34, 60 f.
Kopfschmerzen 140
Krämpfe 140
Kummer 48
Kurzatmigkeit 140

Lebensmittelvergiftung 140
Leber 50, 53, 57 f., 115 ff.
Lebermeridian 31, **82**
Lenkergefäß 34, 60 f.
Liebeskummer 141
Lunge 53,. 55f., 109 ff.
Lungenmeridian 28, **77**

Männerleiden 141
– Hoden 141
– Impotenz 141
– Prostataprobleme 142
– Samenverlust 142
Magen 54 f.

Register

Magenmeridian 28, **77**
Meditation 174 ff.
Melancholie 142
Menopause, Beschwerden 142
Menstruationskrämpfe 142
Menstruationszyklus,
   Regulierung 82 ff.
   – Einsetzen der Menstruation 86 ff.
   – Kurzversion 85
   – Serie 1, 2, 3 84 f.
Meridian 25 ff.
   – Abbildungen 27 ff.
Metall 40
Migräne 64, 143
Milz-Pankreas 50, 53, 54, 106 ff.
Milz-Pankreas-Meridian 27, **76, 81**
Möhren 184

Nieren 50, 56 f., 112 ff.
   – Ernährung 177 ff.
Nierenmeridian 29, **78, 82**

Östrogen 91
Ohnmachtsanfälle 143
Ohr-Akupressur (Aurikulotherapie) 163 ff.
Ohrenschmerzen 143
Ohrringe 165
Osteoporose 143

Panikanfälle 98 ff., 143
   – Ho-Ku-Punkt 100
Pankreas 143
Papillom-Virus (HPV) 122
Passagepunkte (Verbindungspunkte) 25
Perikard 59 f.
Perikardmeridian 33, **80**
Petersilie 185

Platzangst 143
Potenzpunkte für Männer 125 ff.
Prä-Klimakterium 91 ff.
prämenstruelles Syndrom (PMS) 70
Prostatakrebs 126 f.
Pulsdiagnose 26

Quellpunkte 26, 128

Rauchen 109 ff.
Repräsentant des Kontrolleurs 132
Rote Bete 185
Rückenschmerzen 144

Schilddrüse, vergrößerte 144
Schlaflosigkeit 144
Schmerz 62 ff.
   – Yang-Typus 63
   – Yin-Typus 63 f.
Schock 49, 145
Schwächegefühle 145
Schwangerschaft und Geburt 145
   – Abstillen 148
   – Angst 146
   – Depressionen nach der Geburt 147
   – Frühgeburt verhindern 145
   – Gebärmutterhals erweitern 146
   – Geburtsvorgang unterstützen 146
   – Rückenschmerzen 146
   – Schmerzen nach der Geburt 147
   – Stillen 147
   – Übelkeit 145
   – Wehen einleiten 145
Schwangerschaftsabbruch 70, 71, 73, 86 ff.
Schwangerschaftspunkte,
   verbotene 68 ff.
   – Abbildungen **77** ff.
   – Massage 72 ff.

Sedierungspunkte (Zerstreuungs-
   punkte) 26, 130
Selbstzweifel 148
Sellerie 184
Sexualität 16 ff., 112
   − zwanghafte 148
Sorge 48
Spaltpunkte 26, 129
Stundenpunkte 26
Sucht 103 ff.
   − Herz 117
   − Leber 115 ff.
   − Lunge 109 ff.
   − Milz-Pankreas 106 ff.
   − Nieren 112 ff.
Syphilis 121

Taoistische Dichtung 89 f.
Tomaten 184
Tonisierungspunkte (Verstärkungs-
   punkte) 26, 129
Traurigkeit 148
Tripper (Gonorrhö) 121

Übelkeit 149
Übererregung 149
Unfruchtbarkeit 149

Verbindungspunkte 128
Verdauung, schlechte 149
Verfolgungswahn 149
Verletzungen 49

Verstärkungspunkte (Tonisierungs-
   punkte) 26
Verstopfung 149
Verwirrung 150
Visualisierung 174 ff.

Wasser 40
Wechseljahre 91 ff.
   − Beginn 92 f.
   − Ernährung 92
Wechseljahre, Beschwerden 150
   − Gebärmuttervorfall 150
   − Harninkontinenz 150
   − Hitzewallungen 150
   − Schwitzen 151
   − Tinnitus 151
Wut 47, 115 ff., 151, 171 ff.

Yang 21 ff.
Yin 21 ff.

Zerstreutheit 152
Zerstreuungspunkte (Sedierungs-
   punkte) 26
Zitronen 185
Zukunftsangst 152
Zwangsverhalten 103 ff.
Zwangsvorstellungen 152
Zyklen 35 ff.
   − Zyklus des Entstehens 36 f.
   − Zyklus der Kontrolle 36, 38 f.
   − Zyklus der Zerstörung 36, 37 f.